DOSSIERS MALOINE DE L'INFIRMIÈRE

DIABÉTOLOGIE ENDOCRINOLOGIE MÉTABOLISME

Soins infirmiers dans le diabète et les affections des glandes hormonales et du métabolisme

OUVRAGES DANS LA MÊME COLLECTION :

(mêmes auteurs)

- Cardiologie, 2005
- Pneumologie, 2005
- Neurologie, 2005
- Gastro-entérologie, *à paraître*
- Vigilances, transfusions, *à paraître*

Collection « Dossiers Maloine de l'infirmière »
sous la direction de J.-F. d'Ivernois

DIABÉTOLOGIE ENDOCRINOLOGIE MÉTABOLISME

Soins infirmiers dans le diabète et les affections des glandes hormonales et du métabolisme

Christophe Prudhomme
Marie-France Brun

ÉDITIONS MALOINE
27, RUE DE L'ÉCOLE-DE-MÉDECINE - 75006 PARIS
2005

POUR EN SAVOIR PLUS :

(chez le même éditeur)

- Prudhomme C., Pauchet-Traversat A.F., d'Ivernois J.F., *Dico infirmier*, 2004
- Prudhomme C., *Guide poche infirmier*, 4e éd., 2003
- Prudhomme C., *Guide poche infirmier des médicaments*, 2004
- Prudhomme C., *L'infirmière et les urgences*, 4e éd., 2003
- Pauchet-Traversat A.F. et coll., *Soins infirmiers : fiches techniques*, 4e éd., 2003
- Schäffler A., Schmidt S., *Anatomie, physiologie, biologie*, 2e éd., 2004
- Schäffler A., Menche N., *Médecine et soins infirmiers*, 2e tirage, 2002
- Delamare J., *Dictionnaire Maloine de l'infirmière*, 3e éd., 2002
- Blacque-Belair A. et N., *L'infirmière et les examens biologiques cliniques*, 2e éd., 4e tirage, 2003
- d'Ivernois J.F., Gagnayre R., *Apprendre à éduquer le patient*, 2e éd., 2004

Illustrations

Toutes les illustrations sont de Sandrine Fellay sauf :
Figure 1.3 : © Laboratoire Sanofi Aventis France.
Figure 5.2 : Menche : Biologie – Anatomie – Physiologie, 5th edition 2003. © Elsevier GmbH, Urban & Fischer Verlag München
Figures 7.1, 7.2, 7.3, 7.4 : Courbes de croissance de Sempé et Pedron
Figures 8.1 et 8.2 : Ministère de la santé, de la famille et des personnes handicapées

Photocomposition : **SCM**, Toulouse

Dépôt légal : juin 2005 – ISBN : 2-224-02870-9
Imprimé en Espagne par Bookprint SA

AVANT-PROPOS

Il est souvent difficile pour les étudiant(e)s infirmier(e)s d'effectuer la synthèse des différentes connaissances qui s'accumulent au fil des années, afin de pouvoir non seulement réussir les nécessaires examens mais surtout être performants et efficaces au niveau des soins.

Cet ouvrage propose une présentation simple et facilement accessible des éléments les plus importants concernant les affections des glandes hormonales et du métabolisme.

Ses objectifs sont de repérer l'essentiel des symptômes, de comprendre les mécanismes physiopathologiques, pour pouvoir contribuer au traitement et réaliser les soins avec professionnalisme.

Toutes les pathologies sont décrites selon le même plan :
- L'essentiel à retenir
- Définition et causes
- Épidémiologie
- Signes et symptômes
- Investigations
- Évolution, complications, pronostic
- Thérapeutique
- Éducation thérapeutique
- Objectifs des soins infirmiers

Par ailleurs, des encadrés « Comprendre », « Urgence » et « Soins » mettent en lumière les points essentiels. S'y ajoute une partie « Informations pharmacologiques » permettant de se repérer dans les indications et les effets secondaires des différentes classes de médicaments citées.

Enfin, chaque chapitre se termine par un test d'auto-évaluation : 83 questions permettent de vérifier l'appropriation des différentes notions présentées dans ce fascicule.

Nous espérons que cet ouvrage apportera une aide efficace à tous les étudiants qui apprennent leur métier de soignant.

Christophe Prudhomme
Médecin
Hôpital Avicenne, Bobigny

Marie-France Brun
Infirmière, pédagogue

TABLE DES MATIÈRES

DIABÈTE

1. GÉNÉRALITÉS

L'essentiel à retenir

- Le diabète désigne communément un excès de sucre dans le sang et dans les urines.
- Il provient d'un **déficit de production d'insuline** (diabète de type I) ou d'une **inefficacité de l'insuline** (diabète de type II) faisant obstacle à la pénétration cellulaire du glucose et à son stockage dans l'organisme.
- C'est un **problème de santé publique majeur** qui touche une large population (tous les âges de la vie), qui non dépisté et non traité entraîne des complications redoutables pour la qualité de vie des personnes atteintes.
- De nombreuses personnes méconnaissent leur diabète de type II : un dépistage précoce (glycémie à jeun) est recommandé à partir de l'âge de 45 ans en cas d'excès pondéral, d'HTA, d'anomalies du bilan lipidique, d'antécédents familiaux de diabète, de situations de précarité. En cas de négativité, il est à renouveler tous les 3 ans.
- La prise en charge des patients diabétiques prend en compte les différentes dimensions de la pathologie qui se répercutent sur la vie des patients : l'annonce du diagnostic d'une maladie chronique, la gestion des situations d'urgence, les modifications durables des comportements (équilibre alimentaire, activité physique), l'apprentissage de l'autosurveillance et des traitements médicamenteux, la prévention des complications (néphropathies, rétinopathies, neuropathie diabétique, maladie coronaire...), l'adaptation des projets de vie socioprofessionnelle (grossesse, travail, voyages...).
- Cette prise en charge s'appuie sur une démarche d'éducation thérapeutique personnalisée et réévaluée périodiquement qui s'adresse au patient et à son entourage : elle relève des compétences d'une équipe multiprofessionnelle formée à l'éducation thérapeutique du patient.

LE GLUCOSE

- Le glucose est utilisé par les cellules de l'organisme comme fournisseur d'énergie et participe à la synthèse de molécules de sucres complexes (polysaccharides) entrant dans la composition des membranes cellulaires.
- Tous les sucres (**hydrates de carbone**) absorbés dans l'alimentation sont décomposés dans le tube digestif par différents enzymes en monosaccharides, c'est-à-dire essentiellement en glucose (les autres monosaccharides, fructose et galactose, seront également transformés ultérieurement dans le foie en glucose).
- Si la quantité de glucose dans la cellule est déjà suffisante et que la demande d'énergie est faible, le glucose peut être stocké dans le foie et les muscles sous la forme de **glycogène** (molécule proche de l'amidon qui est la forme de stockage du glucose dans les plantes).
- Mais le stockage de glucose sous la forme de glycogène n'est possible qu'à une échelle réduite (300 à 500 g, soit 2 à 3 tablettes de chocolat). En cas d'apports supplémentaires d'hydrates de carbone, le glucose en excès sera transformé en graisses et stocké dans le foie ou le tissu adipeux → l'individu grossit.

– En cas de besoin d'énergie, le glycogène est rapidement utilisé puis le corps commence à mobiliser les lipides et les protéines pour obtenir du glucose : il s'agit du mécanisme de la **néoglucogénèse** qui se déroule essentiellement dans le foie.

LA SYNTHÈSE DE L'INSULINE

– L'insuline est synthétisée par les **cellules** β du pancréas situées dans les **îlots de Langerhans**.
– La cellule β fabrique de la pro-insuline qui est sécrétée sous la forme d'insuline après clivage du **peptide C** dont le dosage est important pour savoir quelle est la capacité résiduelle de fabrication d'insuline par le pancréas chez le diabétique qui reçoit de l'insuline. En effet, le peptide C provient du pancréas et l'insuline de synthèse n'en contient pas.
– La **demi-vie** de l'insuline dans le plasma est très courte : 4-5 minutes.
– L'insuline est essentiellement dégradée dans le foie (90 %) et dans une moindre mesure dans le rein → chez le diabétique traité par insuline, risque d'hyperinsulinisme en cas d'insuffisance hépatique ou rénale (donc diminution des doses en cas d'insulinothérapie).

LE RÔLE DE L'INSULINE

L'insuline possède de nombreuses propriétés biologiques dont l'objectif essentiel est d'abaisser le taux de glucose dans le sang (glycémie), mais elle agit aussi sur les graisses et les protides :

– **Action sur le glucose** :
  • Favorise la pénétration cellulaire du glucose.
  • Favorise le stockage du glucose sous forme de glycogène.
– **Action sur les graisses** : favorise la synthèse des graisses à partir des glucides au niveau du foie et leur stockage dans le tissu adipeux.
– **Action sur les protides** : favorise la synthèse des protéines (action anabolisante).

Comprendre – L'insuline, seule hormone hypoglycémiante

■ L'insuline est la seule hormone qui permet de faire redescendre la glycémie après un repas car elle permet l'absorption du glucose dans la cellule qui l'utilise comme principale source d'énergie.
■ En cas de déficit en insuline, la cellule manque d'énergie alors que le taux de sucre dans le sang s'élève.
■ Facteurs hyperglycémiants :
  • Adrénaline (notamment lors d'un stress).
  • Glucagon: hormone hyperglycémiante fabriquée par les cellules α du pancréas dont l'action est d'accélérer la dégradation du glycogène stocké notamment dans le foie (possède également une action inhibante sur la sécrétion d'insuline) → utilisation en urgence pour traiter les hypoglycémies.
  • Cortisol : hyperglycémiant à long terme → effet diabétogène des corticoïdes.

LES DIFFÉRENTS TYPES DE DIABÈTE

Comprendre – Définition du diabète

Anomalie du métabolisme des glucides caractérisée par une glycémie à jeun 1,26 g/L (7 mmol/L) à deux reprises et/ou ⩾ 2 g/L (11 mmol/L) à un moment quelconque de la journée ou 2 heures après un test d'hyperglycémie provoquée.

On distingue 2 types principaux de diabète :
– Le **diabète de type I ou diabète insulinodépendant (DID)** ou diabète juvénile.
– Le **diabète de type II ou diabète non-insulinodépendant (DNID)** ou diabète de la maturité.

Tableau 1.1 : Différences entre le diabète de type I et le diabète de type II.

	Diabète de type I	Diabète de type II
Âge de début	Le plus souvent avant 40 ans.	Le plus souvent chez l'adulte d'âge mûr.
Causes et facteurs déclenchants	Déficit complet en insuline, conséquence d'une destruction des cellules bêta du pancréas. Souvent origine auto-immune (notamment déclenchement par une maladie virale).	Diminution de l'action de l'insuline au niveau des cellules hépatiques, musculaires ou graisseuses. Compensation initiale par une augmentation de la production d'insuline qui ensuite s'épuise. Facteurs déclenchants : surcharge pondérale, grossesse, stress, certains médicaments.
Composante héréditaire	Faible.	Plus marquée que dans le type I.
Clinique	Début brutal de la maladie avec une soif importante, une polyurie, des nausées, une asthénie avec parfois une perte de poids importante. Un coma acidocétosique est souvent la première manifestation.	Longtemps asymptomatique, diagnostic souvent posé au stade des complications : infections (urinaires, cutanées ou muqueuses), troubles visuels, accident cardiaque ou vasculaire cérébral. Souvent associé à des troubles du métabolisme lipidique, une hypertension artérielle et une surcharge pondérale.
État métabolique	Plutôt labile (risque d'accidents de décompensation).	Plutôt stable.
Traitement	Équilibre alimentaire, exercice physique, insuline.	Réduction de poids, équilibre alimentaire, exercice physique, antidiabétiques oraux. En cas d'échec, insuline.

Les autres types de diabète :

- **Diabète génétique** avec déficit de la sécrétion d'insuline et sensibilité normale à l'insuline :
  - Diabète de type MODY (*Maturity Onset Diabetes of the Young people*) dont la forme la plus fréquente en France est le MODY 2 débutant dans l'enfance (transmission autosomique dominante).
  - Diabète mitochondrial ou MIDD (*Maternally Inherited Diabetes and Deafness*) : association à une surdité, avec un début en moyenne vers l'âge de 35 ans ; transmission uniquement par la mère mais garçons et filles touchés avec une pénétrance variable, c'est-à-dire qu'un sujet porteur du gène peut ne pas être atteint cliniquement – jamais de transmission par les hommes car il n'existe pas de mitochondries dans les spermatozoïdes.
- **Diabète pancréatique** :
  - Pancréatectomie totale.
  - Cancer du pancréas.
  - Pancréatite chronique.
  - Hémochromatose.
  - Mucoviscidose.

- **Diabète endocrinien** :
  - Se manifeste dans le cadre d'une autre pathologie endocrinienne : acromégalie, hypercorticisme, phéochromocytome, hyperthyroïdie.
  - Glucagonome (tumeur sécrétant du glucagon).
  - Somatostatinome (tumeur sécrétant de la somatostatine).

- **Diabète iatrogénique** :
  - Corticoïdes.
  - β-2-stimulants.
  - Diurétiques hypokaliémiants.
  - Progestatifs de synthèse.
  - Antiprotéases.
  - Interféron.

LA CARENCE EN INSULINE ET SES CONSÉQUENCES

Dans les deux types de diabète, il existe une carence en insuline par défaut de production et/ou par diminution de son action (insulinorésistance).

Conséquences d'une carence aiguë en insuline

- *Hyperglycémie* :
  - Absence d'utilisation du glucose par les cellules.
  - Augmentation de la production de glucose par le foie (dégradation du glycogène et néoglucogénèse).
- *Glycosurie* : le rein élimine le glucose en excès dès que la glycémie dépasse 1,80 g/L (on parle de « seuil rénal »).
- *Polyurie* : l'élimination du glucose dans les urines entraîne celle d'une grande quantité d'eau (il est impossible d'éliminer du sucre « en morceaux » !).
- *Polydipsie* (soif excessive) : conséquence de la polyurie entraînant une sensation de soif et une augmentation de la prise de boissons.
- *Production de corps cétoniques entraînant une acidose* : augmentation de la destruction des graisses (lipolyse = fourniture d'une énergie de remplacement du glucose) avec production de corps cétoniques qui sont acides (acidocétose). Conséquence de l'acidocétose :
  - Élimination des corps cétoniques dans les urines : cétonurie.
  - Élimination des corps cétoniques par la respiration : dyspnée ample (respiration de Kussmaul) avec odeur acétonique de l'haleine.
  - Troubles de la conscience (les neurones n'ont plus de glucose et sont « intoxiqués » par les corps cétoniques).
- *Déshydratation* : les troubles de la conscience notamment ne permettent pas une compensation suffisante de la polyurie par les boissons.
- *Amaigrissement avec fonte des muscles* : en rapport avec la lipolyse (voir ci-dessus) et l'augmentation de la dégradation des protéines.

Conséquence d'une carence chronique en insuline (voir aussi « Complications chroniques du diabète »)

- *Hyperglycémie.*
- *Hyperlipidémie* : hypercholestérolémie et parfois hypertrigylcéridémie.
- *Fonte des muscles* : utilisation des protides dans le cadre de la néoglucogenèse.
- À long terme, toutes les *complications chroniques du diabète* (voir p. 34).

LES EXAMENS BIOLOGIQUES CHEZ LE DIABÉTIQUE

Bilan initial

Glycémie à jeun

- *Technique* :
  - Recueil du sang veineux sur anticoagulant.
  - Le matin après un jeûne de 12 heures.
- *Valeurs de référence* (g/L = 5,55 mmol/L) : 0,70-1,05 g/L soit 3,9-5,8 mmol/L.
- *Variations physiologiques* :
  - La consommation d'alcool et de tabac avant la prise de sang entraîne une élévation de 10 à 40 % de la glycémie.
  - Diminution progressive pendant la grossesse jusqu'à la 18ᵉ semaine.
  - Taux diminués après un effort prolongé.
  - Taux augmentés lors d'un stress, d'une surcharge pondérale, après un repas.
- *Variations pathologiques* :
  - Définition de l'hyperglycémie : glycémie > 1,26 g/L (> 7 mmol/L) à jeun et > 1,80 g/L (> 10 mmol/L) 2 heures après un repas.
  - Définition de l'hypoglycémie : glycémie < 0,50 g/L (< 2,7 mmol/L).

Glycosurie et cétonurie

- *Technique* :
  - Échantillon d'urine ou urines des 24 heures.
  - Bandelettes réactives permettant un dosage semi-quantitatif en croix.
  - Détection de la présence de glucose et de corps cétoniques.
- *Valeurs normales* : absence de glucose et de corps cétoniques.

– *Causes d'erreur* :
  • Glycosurie possible en cas de stagnation des urines dans la vessie → refaire le test sur des urines fraîches.
  • Variabilité du seuil rénal chez certaines personnes (bas ou élevé).

Hyperglycémie provoquée par voie orale (HGPO)

– *Intérêt* : utilisation lorsque le diagnostic de diabète est incertain (glycémie à jeun entre 6 et 7 mmol/L).

– *Technique* :
  • Conditions préalables : alimentation normale dans les 3 jours précédents, à jeun depuis 12 heures, sujet au repos pendant la durée de l'épreuve, suppression du tabac.
  • Vidange de la vessie et absorption de 75 g de glucose.
  • Prélèvements sanguins toutes les 30 minutes pour doser la glycémie.

– *Valeurs normales* :
  • Pic ou flèche glycémique atteignant 150 % de la glycémie de base à la 30e minute.
  • Retour à la glycémie de base en moins de 180 min.
  • Absence de sucre dans les urines.

– *Valeurs pathologiques* :
  • Pic glycémique > 1,60 g/L.
  • Sucre dans les urines si le seuil de réabsorption rénale est dépassé.

Tableau 1.2 : Interprétation des valeurs de la glycémie.

	Glycémie à jeun	2 heures après le repas ou 30 minutes après l'HGPO
Normal	< 1,05 g/L	< 1,40 g/L
Intolérance au glucose (état « prédiabétique »)	< 1,20 g/L	1,20-1,80 g/L
Diabète sucré	> 1,20 g/L	> 1,80 g/L

Surveillance

Glycémie capillaire : évaluation de l'équilibre glycémique par le médecin à partir des chiffres notés par le patient sur le carnet de surveillance.

Hémoglobine glycosylée (HbA_{1C})

– *Intérêt* :
  • Paramètre biologique utilisé pour la surveillance de l'équilibre glycémique chez les diabétiques.
  • Son taux est le reflet de la glycémie pendant les 2 mois précédents (durée de vie des globules rouges).
  • Réalisation tous les 3 à 4 mois si l'équilibre glycémique est correct ou tous les 2 mois dans le cas inverse.

– *Technique* : sang veineux sur anticoagulant.

– *Valeurs de référence* (en % par rapport à l'hémoglobine totale) : 2-6 % (moyenne 4 %).

– *Valeurs pathologiques* :
  • Taux inférieur à 7 % : diabète bien équilibré.
  • Taux entre 7 et 8 % : diabète moyennement équilibré.
  • Taux > 8 % : diabète mal équilibré.

Microalbuminurie

– *Intérêt* : détection précoce d'une atteinte rénale.

– *Technique et résultats :* 3 méthodes :
  1. Urines de 24 heures : pathologique si > 30 mg/24 heures.
  2. Recueil sur 4 heures ou sur la nuit : pathologique si > 20 µg/min.
  3. Rapport albuminurie/créatininurie sur échantillon d'urine pris au hasard dans la journée : pathologique si > 30 mg/g.

– *Paramètres à prendre en compte dans l'interprétation* :
  • Variabilité importante d'un jour à l'autre (40 %) : nécessité de confirmation du résultat à 3 mois et 6 mois.
  • Motifs de modification transitoire de l'albuminurie : déséquilibre glycémique aigu, infection urinaire, fièvre, insuffisance cardiaque, contamination par les règles.

Insulinémie

- *Intérêt* : étude dans le cadre de l'évaluation de l'équilibre glycémique.
- *Technique :*
  - Sang recueilli sur EDTA.
  - Mesures à jeun et lors d'une hyperglycémie provoquée par voie orale.
- *Valeurs usuelles* (mUI/L × 7,17 pmol/L) :

Tableau 1.3 : Interprétation de l'insulinémie à jeun et lors d'une hyperglycémie provoquée par voie orale.

Temps de l'épreuve	Moyenne (en mUI/L)	Limites (en mUI/L)
À jeun	10	3-20
T 15 minutes	35	5-70
T 30 minutes	60	8-140
T 60 min	65	10-150
T 90 min	50	9-130
T 120 min	35	6-80
T 150 min	25	5-40
T 180 min	15	4-30

- *Variations physiologiques* :
  - Prise d'aliments : augmentation immédiate de l'insulinémie (peut atteindre 10 fois la valeur basale).
  - L'existence d'anticorps anti-insuline chez le diabétique traité entraîne des interférences dans le dosage.

- *Variations pathologiques* :
  - Diabète de type I : taux de base de l'insuline diminué et absence d'augmentation au cours de l'HGPO.
  - Diabète de type II : taux de base variable, normal ou bas si le poids est normal, élevé en cas de surcharge pondérale.
  - **Insulinome** (tumeur pancréatique sécrétant de l'insuline) : taux d'insuline élevés au cours d'une épreuve de jeûne (réalisation en milieu hospitalier car risque d'hypoglycémie sévère).

Peptide C

- *Intérêt* :
  - Le peptide C est issu de la scission de la pro-insuline en insuline active et en peptide C inactif qui est éliminé dans les urines.
  - Du fait de sa demi-vie plus longue que celle de l'insuline (20 minutes) et de sa non-réactivité avec les anticorps anti-insuline, il permet d'apprécier la sécrétion des cellules pancréatiques chez le diabétique insulinodépendant.
  - Dosage utilisé aussi dans le diagnostic et la surveillance des insulinomes.
- *Prélèvement* :
  - Prélèvement à jeun avec dosage de la glycémie en parallèle : sérum hépariné, conservé congelé.
  - Urines de 24 heures, conservées congelées.
- *Valeurs de référence* :
  - Sérum à jeun : 0,3-1,5 nmol/L.
  - Urines de 24 heures : 8-40 nmol/L (mais très variables d'une journée à l'autre chez un même individu).
- *Épreuves de stimulation* = **test au glucagon** :
  - Injection de 1 mg en IV ou en IM.
  - Dosages à T 0 puis à 4, 6 et éventuellement 10 et 20 minutes.
  - Sujet normal : × 2 ou 3 du taux de base, mais pic retardé par rapport à celui de l'insuline et retour au taux de base plus lent.
  - Diabétique de type I : taux de base diminué et absence d'augmentation après stimulation.
  - Diabétique de type II :
    + Taux de base normal, stimulable par le glucagon : pas besoin d'insuline.
    + Taux de base diminué, peu stimulable par le glucagon : envisager une insulinothérapie.

Test : clamp normoglycémique hyperinsulinique

- *Intérêt* : mise en évidence d'une résistance à l'action de l'insuline.
- *Technique* : perfusion de glucose et injection d'insuline pour maintenir une glycémie normale.
- *Résultats* : plus la dose d'insuline nécessaire est importante, plus la résistance à l'insuline est élevée.

Comprendre – L'éducation thérapeutique du patient diabétique

- La maladie diabétique et ses complications ont des répercussions majeures sur la vie des patients.
- L'équilibre glycémique et le suivi des mesures hygiéno-diététiques sont préconisés pour retarder l'apparition des complications.
- L'adoption et l'appropriation des préconisations au quotidien nécessitent une bonne compréhension du patient et de son entourage. C'est ainsi que peuvent progressivement être obtenues des transformations durables dans les comportements de santé.
- Pour cela **le patient doit mobiliser un certain nombre de compétences dans différents domaines pour** :
  - Comprendre sa maladie, son traitement et mieux connaître les réactions de son organisme (hypoglycémies, hyperglycémies…) et les identifier afin d'augmenter sa vigilance pour suppléer à une fonction physiologique déficiente.
  - Réaliser ses soins de façon autonome et sur le long terme (surveillances glycémiques, injections, soins des pieds) : cela veut dire savoir faire, savoir interpréter, savoir alerter…
  - Planifier sa surveillance : autocontrôles glycémiques, auto-examen des pieds, examens biologiques, consultations spécialisées pour dépister la survenue des complications.
  - Faire des choix pertinents en matière d'alimentation, d'activité physique afin de préserver sa santé.
  - Prendre des décisions : en cas d'hyperglycémie, d'hypoglycémie…
  - Informer et mobiliser son entourage dans la perspective d'un soutien durable.
- Le patient est accompagné par une équipe de professionnels qui rassemblent leurs compétences : médicales, diététiques, de soins, psychologiques, sportives… Ces professionnels s'appuient sur une **démarche éducative structurée** pour laquelle ils sont formés et qui comprend :
  - Le repérage des potentialités et difficultés initiales du patient en posant un **diagnostic éducatif** qui porte sur les dimensions :
    - Clinique : stade d'évolution de la maladie, bilans biologiques, existence de complications, de facteurs de risques cardiovasculaires.
    - Socioprofessionnelle : son milieu de vie, son environnement.
    - Pédagogique : quelles sont les connaissances antérieures, les représentations, les croyances sur la maladie, le traitement, l'alimentation, l'activité physique ? Quelles sont les capacités d'apprentissage, les sources de motivation de ce patient… ?
    - Psychologique : quel est le vécu de ce patient, de son entourage, le soutien existant… ?
    - Quels sont ses projets, ses priorités… ?
  - La définition d'objectifs à atteindre : ces objectifs sont personnalisés, centrés sur le patient, réalistes et évaluables, ils tiennent compte des projets et priorités du patient.
  - La négociation d'un **contrat éducatif** avec le patient qui porte sur les objectifs à atteindre, les priorités, les moyens qui seront mis en œuvre, les critères sur lesquels le patient et l'équipe éducative considéreront que les objectifs seront atteints.
  - La mise en œuvre des moyens et techniques d'intervention pour faciliter l'atteinte de ces objectifs :
    - Des séances individuelles, des séances de groupe qui permettent de partager les expériences, de soutenir la motivation des patients entre eux.

- Des mises en situations : jeux de rôles, exercices pratiques qui facilitent l'application dans la vie quotidienne de nouveaux comportements, sous forme d'ateliers, de stages…
- L'utilisation et la création de matériels spécifiques : grilles d'entretien, supports d'évaluation, imagiers facilitant la compréhension de notions utiles au patient pour la gestion de sa maladie, de son traitement (notions biologiques, physiologiques, diététiques…), pour faire ses choix et prendre ses décisions (aide-mémoire…).

■ Un **suivi éducatif** au long cours permet de réajuster le diagnostic, de définir de nouveaux objectifs en fonction des priorités du patient (grossesse, voyage, activité sportive…), de s'assurer du maintien des compétences acquises, de les actualiser à l'évolution de la prise en charge (données scientifiques, survenue de complications…).

2. DIABÈTE INSULINODÉPENDANT OU DE TYPE I

L'essentiel à retenir

- Le diabète de type I touche plutôt des sujets jeunes : des antécédents familiaux de diabète constituent un facteur de risque, cependant sa cause reste inconnue.
- Il entraîne la **destruction progressive des cellules β des îlots de Langerhans** : la production d'insuline disparaît brutalement.
- Les signes cliniques sont révélateurs de l'hyperglycémie et de la glycosurie qui s'installent : polydipsie, polyurie, amaigrissement.
- La maladie peut se révéler aussi au décours d'une **décompensation acidocétosique** qui nécessite une prise en charge en urgence.
- Le recours à l'insuline est définitif.
- L'alimentation obéit à quelques règles : répartition dans la journée des repas, répartition des apports en hydrates de carbone en privilégiant les aliments à index glycémique bas.
- La pratique d'une activité physique sans risque requiert : un équilibre glycémique, une adaptation des doses et un patient formé à la gestion de son activité sportive.
- La prévention des risques d'**hypoglycémie** repose sur une bonne connaissance des situations favorisantes et une reconnaissance des symptômes qui l'annoncent, afin d'adopter la conduite à tenir : adaptation de l'activité en cours, resucrage, adaptation de la dose d'insuline, adaptation de l'alimentation…
- Le patient et son entourage bénéficient d'un **suivi éducatif** au long cours pour acquérir et maintenir dans le temps des compétences qui visent à concilier son traitement (insulinothérapie, équilibre alimentaire et activité physique), sa vie quotidienne (sociale, familiale, professionnelle), les différents événements (grossesse, voyage…).
- Ce suivi relève d'équipes multiprofessionnelles formées en éducation thérapeutique dans le domaine du diabète.

DÉFINITION ET CAUSES

- Hyperglycémie chronique avec risque d'acidocétose apparaissant chez des sujets jeunes.
- Maladie auto-immune, de cause inconnue (parfois secondaire à une infection virale entraînant la destruction progressive des cellules β des îlots de Langerhans productrices d'insuline → la maladie apparaît lorsque 90 % des îlots sont détruits).
- Le risque de développer la maladie est augmenté en cas d'antécédents familiaux (prédisposition génétique).

ÉPIDÉMIOLOGIE

- Touche environ 150 000 personnes en France (15 % des diabétiques).
- Débute le plus souvent avant 35 ans avec un pic pendant l'adolescence, mais peut survenir à tout âge et touche autant l'homme que la femme.

SIGNES ET SYMPTÔMES

Les principaux signes de découverte sont :

1. Une augmentation du volume des urines (polyurie) de 3 à 4 L/jour, liée à la fuite de sucre.
2. Une augmentation de la soif (polydipsie) et de la consommation de boissons, liée à la perte d'eau.
3. Un amaigrissement (4-10 kg en 1 à 2 mois) contrastant parfois avec une augmentation de l'absorption de nourriture (polyphagie).

CAUSES : infect°, régime NON suivis, stress
⇩ insuline

Prodromes AEG, dleurs abdo
polyuro-polydypsie

Urgence – L'acidocétose

L'**acidocétose** est une complication aiguë qui peut également être révélatrice de la maladie :

- Due à une carence en insuline dont la conséquence est l'utilisation des graisses et des protéines à la place du glucose pour produire de l'énergie, ce qui entraîne la production de déchets acides, les corps cétoniques.
- Contexte (dans les jours précédents) : syndrome polyuropolydipsique, amaigrissement, nausées, vomissements, douleurs abdominales.
- Polypnée, odeur acétonique de l'haleine (odeur de pomme).
- Déshydratation.
- Tachycardie, PA normale ou basse.
- Troubles de la conscience d'aggravation progressive (torpeur jusqu'au coma calme).

ATTENTION : la décompensation acidocétosique peut également se produire chez un diabétique traité par l'insuline en cas de sevrage intempestif d'insuline.

Bio : Acétonurie, Glycosurie ↘ PH Hypergly

Soins – Conduite à tenir devant un patient présentant un coma acidocétosique

Installer le patient :

- En PLS, avec dégagement des voies aériennes et si coma profond préparer le matériel pour une intubation.

Assurer une surveillance continue :

- Scope, PA, température, SpO_2.
- Glycémie capillaire et bandelette urinaire qui montrent les valeurs suivantes :
  - Glycémie entre 20 et 40 mmol/L (3,5 et 7 g/L).
  - Glycosurie : 3 à 4 croix.
  - Cétonurie : 3 à 4 croix.
- Voie veineuse avec du **sérum physiologique**.
- O_2 nasal 3 L/min.
- ECG.
- Sonde urinaire sur prescription médicale.

Réaliser les examens biologiques (sur prescription médicale) **:**

- Ionogramme sanguin et urinaire.
- Glycémie.
- Urée, créatinine.
- Numération-formule sanguine.
- Gaz du sang.

L'objectif du **traitement médical** est de corriger :

- L'acidose.
- Le déficit en insuline.
- Le déficit en eau et en sodium.
- Le déficit en potassium (car l'insuline fait entrer du glucose et du potassium dans la cellule).

Insuline ordinaire	10 U/h au PSE puis baisser à 2 ou 3 unités lorsque la glycémie retombe à 20 mmol/L.
2 premières heures	2 L de sérum physiologique.
2ᵉ à la 6ᵉ heure	3 à 4 L de glucosé à 5 % avec 3 à 4 g de NaCl/L et 2 à 3 g de KCl/L.
6ᵉ à la 24ᵉ heure	1 L de glucosé à 5 % toutes les 3 heures avec 2 g de NaCl, 2 g de KCl et 1 A de phosphate dipotassique par litre.
Bicarbonate de sodium 1,4 %	Ne s'utilise que dans les acidoses sévères avec pH < 7,20 (dans les autres cas, la réhydratation et l'insuline suffisent). • 7 < pH < 7,20 = 500 mL en 30 minutes. • pH < 7 = 1 000 ml en 1 heure.

Ce protocole indicatif sera modifié en fonction de la clinique et de la biologie qui sera répétée toutes les heures pendant les 3 premières heures. L'hospitalisation en réanimation s'impose.

INVESTIGATIONS

Bilan biologique :

- Glycémie : élevée, souvent > 2 g/L.
- Hypercholestérolémie et hypertriglycéridémie.
- Mesure de l'hémoglobine glycosylée en surveillance.

Pour le patient : autocontrôle glycémique (Voir l'encadré p. 12 « Soins – Apprendre au patient à contrôler sa glycémie et à réaliser ses injections »).

Soins – Principes à respecter pour réaliser les contrôles glycémiques capillaires

- Préparer l'appareil :
  - Vérification de la propreté du lecteur.
  - Étalonnage, fonctionnalité des piles.
- Consulter la notice des bandelettes : nécessité d'essuyer la goutte de sang ou pas.
- Utiliser une lancette (ou un système autopiqueur) pour obtenir une grosse goutte de sang.
- Piquer la face latérale du doigt au niveau de la dernière phalange : sur une peau propre (lavage, rinçage et séchage des mains au préalable).
- Déposer la goutte sur la zone de réactif de la bandelette : en fonction de la notice explicative consultée précédemment, essuyer éventuellement la goutte de sang.
- Insérer la bandelette dans le lecteur et au signal sonore lire le résultat (en l'absence de lecteur utiliser l'échelle colorimétrique du flacon de bandelettes).
- Noter et interpréter le résultat : se reporter à la prescription médicale pour la conduite à tenir.

Soins – Apprendre au patient à contrôler sa glycémie et réaliser ses injections d'insuline

Maîtriser la technique des soins à enseigner : voir les encadrés p. 11 « Soins – Principes à respecter pour réaliser les contrôles glycémiques capillaires » et p. 18 « Soins – Principes à respecter pour réaliser les injections d'insuline d'un patient diabétique ».

Vérifier que le contexte soit favorable à l'apprentissage :
- Un apprentissage se réalise en dehors de toute situation d'urgence et requiert une disponibilité de la part des soignants.
- S'assurer que le patient soit disponible : des préoccupations de tous ordres (inquiétudes sur l'origine et le pourquoi de cette maladie, sur les répercussions psychoaffectives, sociales et professionnelles à court terme, sentiment de culpabilité...) peuvent empêcher provisoirement le patient d'entrer dans un processus d'apprentissage.
- S'assurer que le patient perçoive l'utilité de cette surveillance : repérer l'écart entre les informations médicales reçues et celles qui sont réellement comprises.
- Planifier des étapes dans le temps : adaptation progressive au rythme du patient, découpage des tâches en sous-tâches pour lesquelles le patient deviendra progressivement autonome.

S'accorder en équipe sur des critères de bonnes pratiques afin d'être cohérent sur ce que l'on attend du patient **:**
- Pour chaque objectif, sur quelles observations ou dires du patient va-t-on considérer que l'objectif est atteint, partiellement atteint, pas atteint.
- Décomposer chaque objectif (tâche) en sous-objectifs (sous-tâches) listés dans une grille d'observation/évaluation construite et validée en équipe.

Organiser les séances d'apprentissage :
- Définir le ou les objectifs de la séance en termes de ce qui est attendu du patient à l'issue de la séance dans différents domaines :
  - La réalisation du geste : réunir le matériel nécessaire, manipuler le lecteur de glycémie, manipuler la bandelette réactive, prélever une goutte de sang capillaire, manipuler le stylo, la seringue, l'aiguille, le flacon, prélever la dose voulue, réaliser son injection d'insuline, ranger et entretenir son matériel...
  - La mobilisation de connaissances : interpréter sa glycémie, déterminer sa dose d'insuline, choisir son site d'injection, noter ses résultats dans son carnet d'autosurveillance, énoncer les conduites à tenir en fonction de ses résultats...
- Planifier les séances selon une progression qui facilite par le patient l'atteinte des objectifs.

Animer les séances d'apprentissage :
- S'accorder avec le patient sur le ou les objectifs de la séance qui doivent avoir du sens pour lui au regard de ses préoccupations : inquiétudes diverses par rapport au traitement, échéance du retour à domicile, etc.
- Recueillir sa perception de ce qu'il pense savoir, savoir faire et en déduire la technique d'intervention adaptée : démonstration, réalisation avec intervention active du soignant, réalisation avec observation seule du soignant.
- Soutenir et encourager le patient tout au long du déroulement : le solliciter pour recueillir sa propre évaluation (ce qu'il pense avoir réussi, ce qui le met en difficulté), l'informer sur ses

réussites et les raisons pour lesquelles l'équipe considère que l'objectif a été atteint, partiellement atteint ou pas atteint, définir avec lui les apprentissages à renforcer et les moyens à mettre en œuvre (nouvelle séance, technique pédagogique différente, apport de connaissances complémentaires...).

- Observer l'écart entre sa perception initiale et ce qu'il réalise concrètement : en déduire avec sa participation de nouveaux objectifs d'apprentissage qui peuvent relever du domaine des connaissances (sur sa maladie, son traitement), du domaine gestuel (ses soins, la manipulation de son matériel)...

Transmettre par écrit les résultats de la séance :

- Objectifs atteints, partiellement atteints, non atteints.
- Ressenti et vécu du patient à l'issue de la séance.
- Objectifs à poursuivre par l'équipe.

ÉVOLUTION, COMPLICATIONS ET PRONOSTIC

- La principale complication aiguë est l'**hypoglycémie**.
- Les complications au long cours et le pronostic sont traités p. 34 et suivantes.

Comprendre – Les hypoglycémies chez les diabétiques traités par l'insuline

Définition :

Association de signes cliniques d'hypoglycémie (voir ci-dessous) et d'une glycémie < 0,6 g/L (3,3 mmol/L).

Causes :

- Repas sauté, insuffisant ou retardé.
- Exercice physique non programmé ou sans adaptation des doses.
- Schéma ou doses d'insuline non programmé.
- Site d'injection inadapté entraînant un problème de résorption de l'insuline liée à la vascularisation du tissu : graisse, muscle.
- Plus rarement : alcool en dehors des repas (le métabolisme de l'alcool entraîne une hypersécrétion d'insuline), certains médicaments (inhibiteurs de l'enzyme de conversion, fibrates, β-bloquants), paralysie gastrique (gastroparésie) diabétique, insuffisance rénale, peur obsessionnelle de la moindre hyperglycémie avec injections supplémentaires d'insuline...

Fréquence :

- En cas de bon contrôle glycémique au long cours (HbA_{1C} < 7 %) : 3 à 5 hypoglycémies modérées par semaine et hypoglycémies nocturnes qui ne réveillent en général pas le patient.
- Hypoglycémies sévères : plus rares mais fréquence accrue en cas d'insulinothérapie intensive.

Signes et symptômes

- Sueurs, palpitations, tremblements, faim.

- Troubles de la concentration et de la parole, de la coordination motrice, pseudo-ébriété.
- Fatigue, céphalées, fourmillement des lèvres (paresthésies péribuccales), vision double (diplopie).
- Possibilité de coma brutal, agité avec sueurs, convulsions, éventuellement signes de paralysies.
- Signes notés par l'entourage : nervosité, somnolence, fixité du regard, incohérence verbale, agressivité.

Complications

- Peur de l'hypoglycémie qui incite le patient à se maintenir en hyperglycémie.
- Risque d'hypoglycémie grave chez la personne âgée ayant des troubles vasculaires ou chez l'alcoolique avec de possibles séquelles cérébrales.
- Risque de traumatismes en cas de situations ou de sports à risque (conduite automobile, travail sur machine, plongée sous-marine…).

Traitement

- Sujet conscient : resucrage immédiat (3 morceaux de sucre ou 1 verre de jus de fruit); resucrage supplémentaire si persistance des signes après 20 à 30 minutes.
- Sujet inconscient ou incapable de s'alimenter :
  + 1 amp. de glucagon (Glucagen®) en SC ou en IM (administration possible par l'entourage).
  + Injection IV de 50 mL de glucosé 30 %.

Prévention

- Éducation des patients et de leur entourage : reconnaissance des symptômes et connaissance des causes d'hypoglycémies, techniques de resucrage, adaptation des doses en cas de repas ou d'activité inhabituelle, identification des hypoglycémies nocturnes, accroissement de l'autocontrôle glycémique.
- Optimisation du schéma insulinique avec fractionnement des doses.

THÉRAPEUTIQUE

Le traitement associe :
- Mesures diététiques.
- Exercice physique.
- Insulinothérapie qui peut être classique ou intensive.

Comprendre – Sucres rapides/sucres lents, Index glycémique

Sucres rapides/sucres lents

- On distingue en fonction de leur rapidité d'absorption digestive 3 types de sucres :
  - Sucres rapides : sucre simple composé de glucose comme par ex. sucre alimentaire, miel, confitures, gâteaux.
  - Sucres de rapidité moyenne : sucres nécessitant une scission par des enzymes pour être utilisés; il s'agit du pain et des féculents (pâtes, riz, pommes de terre).
  - Sucres lents : sucres complexes nécessitant une digestion préalable; il s'agit des fruits, des légumes verts et des laitages.
- Ces notions ne sont valables que si le sucre est absorbé seul, par contre lors des repas, les autres aliments (protides et lipides) influent sur la rapidité de passage dans le sang.

Index glycémique

- Alors que des aliments contiennent la même quantité de glucides, les glycémies observées chez les diabétiques sont variables : il s'agit du pouvoir hyperglycémiant calculé au moyen de l'index glycémique.
- Plus son index glycémique est élevé plus l'aliment est hyperglycémiant.
- L'index glycémique est mesuré par rapport au pain blanc ou au glucose.
- Il s'agit de valeurs indicatives car il existe des variations individuelles et la préparation des aliments (cuisson, hydratation, mûrissement…) ainsi que la composition des repas modifient l'index glycémique.

Index glycémique	Index bas	Index plus élevé
Exemples d'aliments	Haricots blancs, rouges, lentilles, choux, légumes verts, semoule, spaghettis, riz, yaourts, pain complet, pomme…	Banane, raisin, pain blanc, pomme de terre, carottes…

Soins – Aider les patients diabétiques de type I à équilibrer leur alimentation dans leur vie quotidienne

Les messages clés sont :

- Une alimentation équilibrée : l'alimentation doit tenir compte du poids du patient, de son activité physique, de ses habitudes alimentaires, de ses interdits (religieux ou autres) et de ses contraintes sociales ou professionnelles.
- Une répartition des apports dans la journée : 3 repas et 2 collations (milieu de matinée et goûter).
- Une répartition des hydrates de carbones (à illustrer par des exemples concrets) :
  - Petit déjeuner : 20 %.
  - Collation de la matinée : 10 %.
  - Déjeuner : 30 %.
  - Goûter : 10 %.
  - Dîner : 30 %.
- Tous les glucides, y compris les sucres purs peuvent être consommés, mais il faut favoriser les glucides complexes (sucres lents) moins hyperglycémiants (index glycémique faible) que des glucides comme le pain ou les pommes de terre.
  - Quantité de glucides : 50 à 55 % de la ration calorique (variation possible d'un jour à l'autre si le patient sait adapter ses doses d'insuline) qui est de 30 kcal/kg chez la femme et de 35 kcal/kg chez l'homme.
  - Mixer un apport en glucides et en fibres à chaque repas : ces dernières limitent les pics glycémiques.
- Les édulcorants non glucidiques (sucres de synthèse) sont conseillés (aspartame, saccharine…) : bien lire les étiquettes.
- Le vin en quantité modérée et au cours des repas est possible.

Les séances d'éducation visent les objectifs prioritaires suivants :

- Différencier les aliments et les préparations toutes faites en fonction de leurs caractéristiques : apports caloriques, contenus en graisse, apports glucidiques, index glycémique… Il s'agit de permettre au patient de faire des choix « éclairés » notamment grâce à une lecture critique des étiquettes des produits.
- Composer son menu équilibré dans les différents contextes de vie du patient : à l'hôpital, à la maison, au restaurant, au travail, à l'occasion d'un repas de fête… À partir de mises en situations concrètes le patient est « entraîné » à décider par lui-même : ses difficultés, ses erreurs sont discutées et analysées positivement avec lui en vue de le soutenir dans les nouveaux choix à réaliser.
- Reconnaître ses signes d'hypoglycémie/d'hyperglycémie et décider de la conduite à tenir : les signes peuvent varier d'un patient à l'autre, il s'agit que chaque patient puisse mieux se connaître pour mieux réagir, lui et son entourage.

Comprendre – Les activités physiques pour les patients diabétiques de type I

- Les activités physiques ne sont pas obligatoires mais recommandées pour tous les diabétiques, à la fois pour leurs effets bénéfiques sur les risques cardiovasculaires et pour la réduction de la glycémie et de l'insulinorésistance.
- Les activités d'endurance sont à privilégier : marche, natation, jogging, cyclisme… (au moins 3 fois/semaine, 20 à 30 minutes). Les activités solitaires sont déconseillées.
- L'hyperglycémie et la cétose contre-indiquent momentanément l'exercice physique car la mobilisation énergétique des graisses augmente la production d'acétone.
- Il faut insister sur le risque important d'hypoglycémie au cours ou au décours de l'exercice physique, voire après, et former le patient :
  - À adapter ses doses d'insuline : réduction de 10 à 30 % sur avis médical.
  - À adapter son alimentation au type d'effort : avant, au cours et après l'effort.
  - À prévoir :
    - Le dosage de son effort.
    - La réalisation d'autocontrôles glycémiques.
    - Le choix du site d'injection en fonction de l'effort musculaire.
    - La prise de 15 g de glucides toutes les 30 à 45 minutes d'exercice dans certains cas.
- La pratique d'une activité physique sans risque requiert un équilibre glycémique, une adaptation des doses et un patient formé à la gestion de son activité sportive.
- Le bilan médical comporte un examen cardiaque, un examen des pieds (risques de microtraumatismes, dépistage d'une neuropathie), un examen des yeux (risque d'aggravation à l'effort, dépistage d'une rétinopathie).
- Le patient sportif peut être encouragé à rejoindre un stage éducatif sport-diabète au sein duquel il apprendra à pratiquer en toute sécurité son activité sportive.

Comprendre – Les différents schémas d'insulinothérapie

Insulinothérapie conventionnelle

- *Concept* : utilisation d'une insuline mélangée injectée avant le petit-déjeuner et le repas du soir (injection de 2/3 de la dose totale le matin et 1/3 le soir).
- *Avantages* : peu contraignant avec 2 injections par jour.
- *Inconvénients* :
  - L'activité et les repas doivent être adaptés au profil d'action de l'insuline.
  - Le saut d'un repas est impossible du fait du risque d'hypoglycémie.
  - Les glycémies ne sont en général pas satisfaisantes.

Insulinothérapie intensifiée

- *Concept* :
  - Injection 1 seule fois par jour d'un bolus de base d'une insuline d'action prolongée.
  - Injection 15-20 min avant les principaux repas d'insuline ordinaire dont la quantité est adaptée en fonction de la glycémie dosée juste avant et de la quantité de glucides du repas.
- *Avantages* : bonne équilibration métabolique et flexibilité quotidienne pour le patient.
- *Inconvénients* : nécessité de mesurer sa glycémie et d'adapter la quantité d'insuline avant chaque repas.

Objectifs glycémiques d'une insulinothérapie intensifiée	
Glycémie avant repas	0,8-1,2 g/L (4,4-6,6 mmol/L)
Glycémie après repas	1,2-1,8 g/L (6,6-9,9 mmol/L)
Glycémie à jeun	1 à 1,3 g/L (5,5-7,2 mmol/L)
Hémoglobine A_{1C}	6,5 à 7,5 %
Nombre d'hypoglycémie modérée	0 à 5/semaine
Nombre d'hypoglycémie sévère	0

Insulinothérapie à la pompe

- *Concept* : injection sous-cutanée continue d'insuline ordinaire avec taux de base constant délivrée toute la journée qui pourra être modifié toutes les heures + injection par le patient d'un bolus avant chaque repas dont la quantité sera mesurée en fonction de la glycémie.
- *Avantages* : technique la plus proche de la situation physiologique qui permet une équilibration optimale.
- *Inconvénients* :
  - La pompe peut être vécue comme une contrainte par le patient.
  - Le cathéter doit être changé de place tous les 3 jours.
  - Coût élevé et nécessité d'une grande motivation du patient.

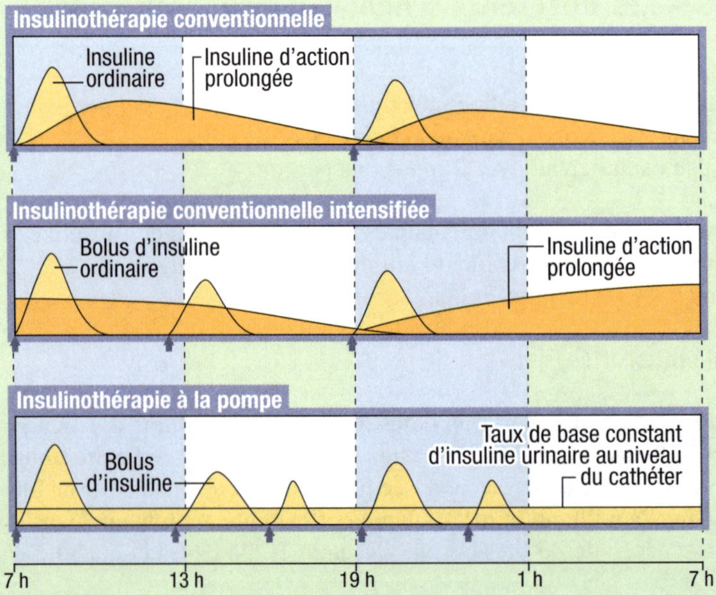

Figure 1.1 : Différents schémas de l'insulinothérapie.

Soins – Principes à respecter pour réaliser les injections d'insuline d'un patient diabétique

- **Réunir le matériel** en fonction du schéma d'insulinothérapie :
  - Flacon(s) d'insuline placés à température ambiante.
  - Stylo et/ou seringue à insuline.
  - Coton et désinfectant.
- **Planifier les injections** avec le patient en fonction de son schéma thérapeutique :
  - Moment de la journée.
  - Horaire et contenu du repas.
  - Type(s) d'insuline selon la prescription.
  - Adaptation des doses éventuelles : en fonction de la glycémie capillaire du moment, des glycémies précédentes…
  - Voir l'encadré p. 17 « Comprendre – Les différents schémas d'insulinothérapie ».
- **Préparer le nombre d'unités** voulues en respectant les précautions d'asepsie :
  - À la seringue : injecter la même quantité d'air dans le flacon (évite de mettre le flacon sous vide) que d'insuline à prélever.
  - Au stylo : voir l'encadré p. 20 « Comprendre – Le stylo à l'insuline ».
  - Ne jamais secouer les flacons ou cartouches : risque de formation de mousse et de dégradation de l'insuline.
- **Choisir le site d'injection** : voir l'encadré p. 19 et 20 « Soins – Varier les zones d'injection de l'insuline ».

- Désinfecter la peau et réaliser un pli cutané : piquer perpendiculairement.
- Relâcher le pli : retirer l'aiguille et éliminer le matériel usagé dans les conteneurs adaptés.
- Noter le soin : heure, taux de glycémie capillaire, types d'insuline et nombre d'unités injectées, site d'injection.
- Vérifier le mode de conservation des insulines et adapter leur moyen de stockage :
  - Conservation au frais : + 2 °C à + 8 °C : 3 semaines maximum après la 1re utilisation (à condition de respecter les précautions d'asepsie).
  - Les stylos à insuline une fois entamés ne se remettent pas au réfrigérateur (risque de formation de bulles) : conservation 1 mois à température ambiante, à l'abri de la lumière.
- **S'assurer que toute injection d'insuline soit bien suivie d'un repas.**

Informations pharmacologiques

Les différents types d'insuline

- Les insulines d'action rapide.
  - Les insulines ordinaires.
  - Un analogue biogénétique de l'insuline : Humalog® (action plus rapide et plus brève que les insulines ordinaires).
- Les insulines d'action intermédiaire.
  - Les insulines NPH (*Natural Protamine Hagedorn*) pures.
  - Les insulines NPH mélangées (avec de l'insuline d'action rapide).
- Les insulines d'action lente.

Attention

- Seules les insulines ordinaires sont utilisables en IV.
- Toutes les autres insulines s'injectent uniquement par voie SC.

Effets indésirables

- Réactions locales (rares) : rougeur et douleur (injection trop superficielle), hypertrophie lipidique cutanée induite par des injections répétées trop longtemps au même endroit.
- Réactions générales (exceptionnelles) : allergie à l'insuline ou à l'un des additifs.
- Surtout : risque d'**hypoglycémie** (voir ci-dessus).
- Possibilité d'hypokaliémie.

Conseils pratiques

Les flacons d'insuline sont dosés à 100 unités internationales (UI)/mL : utiliser des seringues spécifiques graduées en UI/ml. Des stylos injecteurs sont très largement utilisés par les personnes diabétiques.

Les insulines sont conservées entre + 2 °C et + 8 °C, leur durée de conservation après la première utilisation est de 3 semaines, à condition de respecter les règles d'asepsie rigoureuses lors des prélèvements du produit.

Varier les endroits de piqûre dans un même site d'injection sous-cutanée (abdomen, bras, cuisse).

Soins – Varier les zones d'injections de l'insuline

- Les zones préférentielles sont le tissu sous-cutané de l'abdomen et de la cuisse car elles sont faciles d'accès pour une auto-injection par le patient.
- Il est également important d'alterner régulièrement les zones d'injection afin d'éviter une atrophie du tissu graisseux sous-cutané.

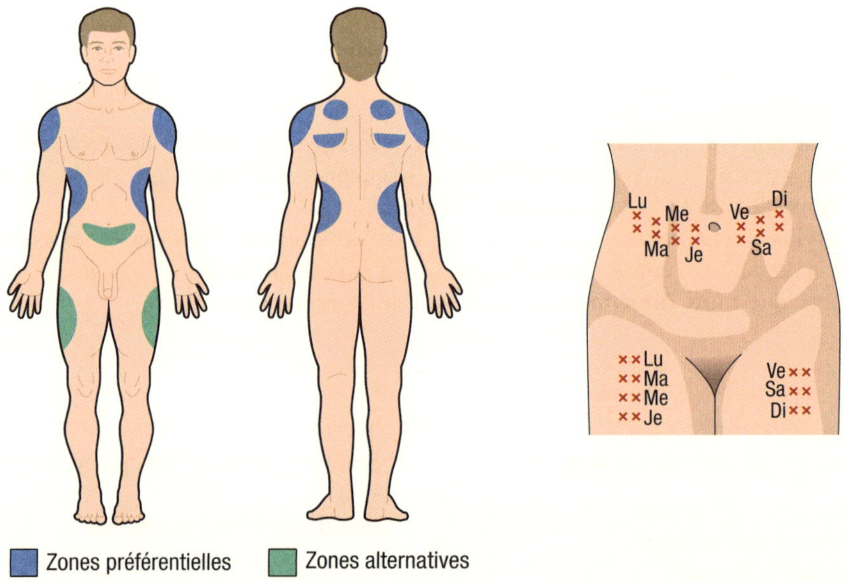

Figure 1.2 : À gauche : zones d'injection pour l'administration d'insuline (abdomen et cuisse plus facile d'accès pour les auto-injections). À droite : alternance des zones d'injection pour éviter une atrophie du tissu graisseux sous-cutané (exemple de rotation au cours de la semaine).

Comprendre – Le stylo à insuline

- **Intérêt** : permet une administration rapide d'une dose précise d'insuline car il n'y a pas besoin de manipuler une seringue.
- **Présentation** : contient une cartouche d'insuline qui renferme selon les modèles 100 à 300 unités d'insuline.
- **Manipulation** :
  - Fixer une aiguille neuve.
  - Effectuer le test de sécurité.
  - Choisir la quantité d'insuline nécessaire en unités.
  - Exercer une pression sur le bouton qui provoque l'injection.

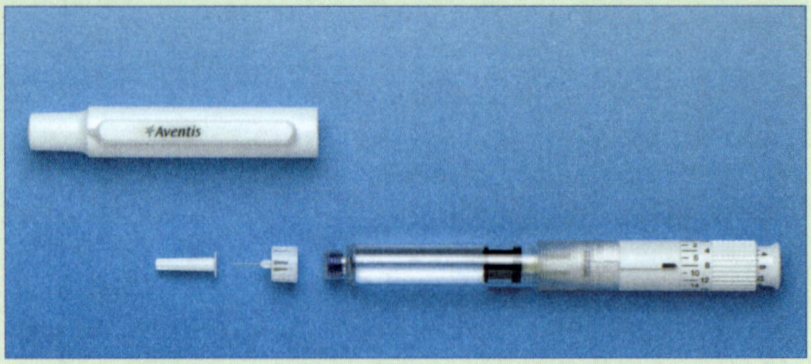

Figure 1.3 : Stylo à insuline prérempli (jetable) avec ses diverses parties.

Produits disponibles

Les tableaux suivants vous aideront à vous repérer dans les multiples formes et présentations disponibles (attention : de nombreuses modifications de présentation sont en cours actuellement !).

Nom de spécialité	Type	Présentation	Délai d'action	Durée d'action
Actrapid® Actrapid Penfill® Actrapid NovoLet®	Action rapide	Flacon 10 mL Cartouche 3 mL pour stylo Stylo jetable 3 mL (réglage de 2 en 2 UI)	30 minutes	6 heures
Humalog® Humalog Pen®	Action ultrarapide	Flacon 10 mL Cartouche 1,5 mL ou 3 mL pour stylo Stylo jetable 3 mL (réglage de 1 en 1 UI)	15 minutes	4 heures
Humalog Mix25® Humalog Mix25 Pen®	Action intermédiaire à mélange fixe (25 % d'insuline ultrarapide)	Cartouche 3 mL pour stylo Stylo jetable 3 mL (réglage de 1 en 1 UI)	15 minutes	12 heures
Humalog Mix50® Humalog Mix50 Pen®	Action intermédiaire à mélange fixe (50 % d'insuline ultrarapide)	Cartouche 3 mL pour stylo Stylo jetable 3 mL (réglage de 1 en 1 UI)	15 minutes	12 heures
Insulatard Innolet® Insulatard NPH® Insulatard NPH Penfill® Insulatard NPH NovoLet®	Action intermédiaire	Flacon 10 mL Cartouche 3 mL pour stylo Stylo jetable 3 mL (réglage de 2 en 2 UI)	45 à 60 min	12 heures
Insuman basal® Insuman basal Optipen® Insuman basal Optiset®	Action intermédiaire	Flacon 5 mL Cartouche 3 mL pour stylo Stylo jetable (réglage de 2 en 2 UI)	45 à 60 min	12 heures
Insuman Comb 15® Insuman Comb 15 Optipen® Insuman Comb 15 Optiset®	Action intermédiaire à mélange fixe (15 % d'insuline rapide)	Flacon 5 mL Cartouche 3 mL pour stylo Stylo jetable (réglage de 2 en 2 UI)	30 minutes	12 heures
Insuman Comb 25® Insuman Comb 25 Optipen® Insuman Comb 25 Optiset®	Action intermédiaire à mélange fixe (25 % d'insuline rapide)	Flacon 5 mL Cartouche 3 mL pour stylo Stylo jetable (réglage de 2 en 2 UI)	30 minutes	12 heures
Insuman Comb 50® Insuman Comb 50 Optipen® Insuman Comb 50 Optiset®	Action intermédiaire à mélange fixe (50 % d'insuline rapide)	Flacon 5 mL Cartouche 3 mL pour stylo Stylo jetable (réglage de 2 en 2 UI)	30 minutes	12 heures
Insuman Infusat®	Action rapide	Cartouche de 3,15 mL pour pompe		
Insuman Rapid® Insuman Rapid Optipen® Insuman Rapid Optiset®	Action rapide	Flacon 5 mL Cartouche 3 mL pour stylo Stylo jetable (réglage de 2 en 2 UI)	30 minutes	6 heures
Lantus® Lantus Optiset®	Action prolongée sans pic permettant une seule injection par jour	Flacon 10 mL Cartouche 3 mL Stylo jetable 3 mL	une heure	24 heures
Lillypen rapide®	Action rapide	Stylo jetable (réglage de 2 en 2 UI)	30 minutes	6 heures
Mixtard 10 Penfill® Mixtard 10 novoLet®	Action intermédiaire à mélange fixe (10 % d'insuline rapide)	Cartouche 3 mL pour stylo Stylo jetable 3 mL (réglage de 2 en 2 UI)	30 minutes	12 heures
Mixtard 20 Penfill® Mixtard 20 novoLet®	Action intermédiaire à mélange fixe (20 % d'insuline rapide)	Cartouche 3 mL pour stylo Stylo jetable 3 mL (réglage de 2 en 2 UI)	30 minutes	12 heures

Nom de spécialité	Type	Présentation	Délai d'action	Durée d'action
Mixtard 30® **Mixtard 30 Penfill®** **Mixtard 30 Innolet®** **Mixtard 30 novoLet®**	Action intermédiaire à mélange fixe (30 % d'insuline rapide)	Flacon 10 mL Cartouche 3 mL pour stylo Stylo jetable 3 mL (réglage de 2 en 2 UI pour Novolet® et de 1 en 1 UI pour Innolet®)	30 minutes	12 heures
Mixtard 40 Penfill® **Mixtard 40 novoLet®**	Action intermédiaire à mélange fixe (40 % d'insuline rapide)	Cartouche 3 mL pour stylo Stylo jetable 3 mL (réglage de 2 en 2 UI)	30 minutes	12 heures
Mixtard 50 Penfill® **Mixtard 50 novoLet®**	Action intermédiaire à mélange fixe (50 % d'insuline rapide)	Cartouche 3 mL pour stylo Stylo jetable 3 mL (réglage de 2 en 2 UI)	30 minutes	12 heures
Monotard®	Action intermédiaire tardive	Flacon 10 mL	60 à 120 min	24 heures
Novomix 30 Penfill® **Novomix 30 Flexpen®**	Mélange 30 % action ultrarapide et 70 % d'action intermédiaire	Cartouches 3 mL pour stylo Stylo jetable 3 mL (réglage de 1 en 1 UI)	15 minutes	12 heures
Novorapid® **Novorapid Penfill®** **Novorapid Flexpen®**	Action ultrarapide	Flacon 10 mL Cartouche 3 mL Stylo jetable 3 mL (réglage de 1 en 1 UI)	15 minutes	4 heures
Ultratard®	Action lente et prolongée	Flacon 10 mL	4 heures	36 heures
Umuline NPH® **Umuline NPH Pen®**	Action intermédiaire	Flacon 10 mL Cartouche 3 mL pour stylo Stylo jetable 3 mL (réglage de 2 en 2 UI)	45 à 60 min	12 heures
Umuline Profil 20® **Umuline Profil 20 Pen®**	Action intermédiaire à mélange fixe (20 % d'insuline rapide)	Flacon 10 mL Cartouche 3 mL pour stylo Stylo jetable 3 mL (réglage de 1 en 1 UI)	30 minutes	12 heures
Umuline Profil 30® **Umuline Profil 30 Pen®**	Action intermédiaire à mélange fixe (30 % d'insuline rapide)	Flacon 10 mL Cartouche 3 mL pour stylo Stylo jetable 3 mL (réglage de 1 en 1 UI)	30 minutes	12 heures
Umuline Rapide®	Action rapide	Flacon 10 mL Cartouche 3 mL pour stylo	30 minutes	6 heures
Umuline Zinc®	Action lente et prolongée	Flacon 10 mL	4 heures	36 heures
Umuline Zinc composé®	Action intermédiaire et tardive	Flacon 10 mL	60 à 120 min	24 heures
Vélosuline®	Action rapide	Flacon de 10 mL pour pompe		

Stylos à insuline réutilisables.

	Marque	Palier	Dose max.	Cartouches compatibles
Pour cartouches de 1,5 mL	BD Pen Mini®	0,5 UI	15 UI	Les seules cartouches de 1,5 mL disponibles sont les cartouches Humalog® 1,5 mL Lilly
	Autopen 1®	1 UI	16 UI	
	Omnican Pen 1®		16 UI	
	Autopen2®		32 UI	
	Omnican Pen 2®		59 UI	
	BD Pen Ultra®*	2 UI	32 UI	
	Autopen2®		32 UI	
Pour cartouches de 3 mL	Novopen 3 Demi® et Junior®	0,5 UI	35 UI	Novo Nordisk
	Autopen1®, Junior 1® et Techno 1®	1 UI	21 UI	Lilly, Aventis
	Omnican Pen 31®		21 UI	Lilly, Aventis
	Humapen Ergo®		60 UI	Lilly, Aventis
	Optipen Pro 1®		60 UI	Lilly, Aventis
	Innovo®		70 UI	Lilly, Aventis
	Novopen 3®		70 UI	Novo Nordisk
	Autopen 2®, Junior 2® et Techno 2®	2 UI	42 UI	Novo Nordisk
	Omnican Pen 32®		42 UI	Lilly, Aventis
	Optipen Pro 2®		60 UI	Lilly, Aventis

* N'est plus commercialisé.

3. DIABÈTE NON INSULINODÉPENDANT OU DE TYPE II

L'essentiel à retenir

- Le diabète de type II touche plutôt les **sujets au-delà de 40 ans** associant fréquemment un **excès pondéral**, des antécédents familiaux de diabète, une hypertension artérielle.
- L'hyperglycémie chronique qui s'installe provient d'un déficit d'absorption du glucose en lien avec des anomalies de la sécrétion d'insuline.
- Elle est à l'origine de **complications sévères qui évoluent silencieusement** dans un premier temps : rétinopathie, néphropathie, neuropathie, coronaropathie. Le dépistage et le suivi de ces complications repose sur les bilans des quatre fonctions impliquées.
- Les complications aiguës qui nécessitent des prises en charge d'urgence sont d'ordre métabolique : **coma hyperosmolaire** et **acidose lactique**.
- La diminution progressive de la sécrétion d'insuline, puis son tarissement contraignent à l'insulinothérapie à plus ou moins long terme.
- Un déficit de la sensibilité à l'insuline (insulinorésistance) peut s'observer aussi dans certaines situations : grossesse (diabète gestationnel), vieillissement (augmentation du diabète avec l'âge) et/ou facteurs environnementaux (excès pondéral, sédentarité…).
- 50 % des femmes atteintes d'un diabète gestationnel évoluent vers un diabète définitif en 5 à 10 ans.
- Le traitement du diabète de type II repose sur un ensemble de mesures visant à obtenir une perte de poids, une stabilisation des glycémies et de la pression artérielle : diététique (équilibre alimentaire), moindre sédentarité (exercice physique) et médicaments (hypoglycémiants oraux) si échec des deux premières mesures.
- La prise en charge des patients diabétiques de type II relève d'équipes multiprofessionnelles formées en éducation thérapeutique dans le domaine du diabète.

DÉFINITION ET CAUSES

- **Définition** : hyperglycémie chronique répondant aux critères suivants :
  - Survenue après 40 ans.
  - Excès pondéral ou obésité.
  - Antécédents familiaux.
  - Hyperglycémie modérée (< 2 g/L ou 11 mmol/L à jeun).
  - Absence de cétose.
  - Présence d'une hypertension artérielle et/ou d'une dyslipoprotéinémie.
  - *A posteriori* : non-nécessité de recourir à l'insuline dans l'année qui suit le diagnostic.
- **Mécanisme** :
  - Anomalies de la sécrétion d'insuline avec perte de la capacité à produire de l'insuline pour s'adapter à l'absorption de glucose, puis diminution quantitative avec tarissement progressif de la sécrétion (ce qui explique l'évolution vers le diabète insulinonécessitant).
  - Déficit de la sensibilité à l'insuline (insulinorésistance) qui s'observe notamment dans les situations suivantes : grossesse (diabète gestationnel), vieillissement (augmentation du diabète avec l'âge) et/ou facteurs environnementaux (excès pondéral, sédentarité…).
- **Cause** : maladie multifactorielle résultant à la fois d'une prédisposition génétique et de facteurs d'environnement.

ÉPIDÉMIOLOGIE

- Prévalence estimée en France à environ 3 % de la population (soit 2 millions de patients).
- Représente 80 à 90 % de l'ensemble des diabètes.
- Augmentation régulière du nombre de cas avec l'âge.
- Augmentation globale du nombre de cas dans le monde du fait d'une urbanisation croissante, d'une occidentalisation du mode de vie et du vieillissement de la population : 150 millions de personnes diabétiques en 2000 et prévision de 235 millions en 2025.
- Probabilité de déclaration en fonction des antécédents familiaux :
  - 50 % si les 2 parents sont atteints.
  - 25 à 30 % en cas d'apparenté au 1er degré.

SIGNES, SYMPTÔMES ET INVESTIGATIONS

- Bilan biologique :
  - Glycémie à jeun.
  - Si doute : hyperglycémie provoquée par voie orale.
- Dans 10 à 30 % des cas, révélation au stade des complications (voir p. 34 et suivantes).

Comprendre – Le diabète gestationnel

- **Définition** : diabète observé pour la première fois au cours d'une grossesse chez des femmes dont la fonction de production d'insuline par les îlots de Langerhans est limite. La décompensation est liée à l'augmentation des besoins en insuline en rapport avec la gestation.
- **Diagnostic** :
  - Dépistage réalisé entre le 6e et le 7e mois : glycémie 1 heure après 50 g de glucose → test positif si glycémie ⩾ 1,40 g/L (7,7 mmol/L).
  - Si test positif : confirmation par un test complet d'HGPO si 2 des 4 glycémies mesurées à jeun, à 1 heure, à 2 heures et à 3 heures sont supérieures à la normale.
- **Prise en charge** : régime contrôlé en glucides et en calories (sans descendre en dessous de 30 kcal/kg de poids idéal) + éventuelle insulinothérapie.
- **Pronostic** : 50 % des femmes atteintes d'un diabète gestationnel évoluent vers un diabète définitif en 5 à 10 ans.

ÉVOLUTION, COMPLICATIONS ET PRONOSTIC

- Une fois installé le diabète a **tendance à l'aggravation** (diminution progressive de la sécrétion d'insuline) qui peut aboutir à la nécessité d'un traitement par l'insuline (diabète insulinonécessitant).
- L'objectif essentiel du traitement qui doit être le plus précoce possible, notamment dans les formes familiales, est de retarder et diminuer la gravité des **complications tardives** du diabète (voir ci-dessous).
- **Complications métaboliques aiguës** :
  - Acidocétose (voir p. 10) : possible dans le diabète de type 2 après une longue évolution ou en cas d'affection aiguë intercurrente, vasculaire ou infectieuse (augmentation des besoins en insuline).
  - Hypoglycémies (voir p. 13 et 14) : possible avec les sulfamides hypoglycémiants ou en cas de diabète insulinonécessitant.
  - Coma hyperosmolaire en rapport avec une déshydratation : (voir encadré ci-dessous).
  - Acidose lactique : (voir encadré ci-dessous).

Urgence – Le coma hyperosmolaire

Contexte :

- Installation progressive sur plusieurs jours.
- Favorisé par un accident vasculaire cérébral, une infection…
- L'hyperglycémie aggrave la déshydratation du fait de la polyurie, mais il n'existe pas de cétose du fait de la persistance d'une sécrétion d'insuline.

Signes cliniques :

- Troubles de la conscience pouvant aller jusqu'au coma.
- Déshydratation intense (peau et muqueuses sèches, perte de poids, pli cutané, tachycardie) pouvant aller jusqu'au collapsus.

Conduite à tenir immédiate :

- Position : PLS et dégagement des voies aériennes.
- Si coma profond préparer le matériel pour une intubation.
- Surveillance : scope, PA, température, SpO_2.
- Glycémie capillaire et bandelette urinaire :
  - Glycémie supérieure à 40 mmol/L (7 g/L).
  - Glycosurie : 4 croix.
  - Cétonurie : 0.
- Bilan biologique :
  - Ionogramme sanguin et urinaire.
  - Glycémie.
  - Urée, créatinine.
  - Numération-formule sanguine.
  - Gaz du sang.
  - Hémoculture si fièvre.
- Voie veineuse avec du **sérum physiologique**.
- O_2 nasal 3 L/min.
- ECG.
- Sonde urinaire sur prescription médicale.

Traitement médical :

- En cas de choc, remplissage avec du **Voluven®**.
- Correction des troubles hydroélectrolytiques par des solutés iso- et hypotoniques.
- Correction du déficit en potassium et en phosphore (constant même si la kaliémie est initialement normale).
- Puis dans un deuxième temps, insulinothérapie (ne pas débuter avant la recharge en sodium car la baisse brutale de la glycémie peut entraîner une hypovolémie et un œdème cérébral).

Sérum physiologique	2 L en 2 heures en surveillant la réapparition de la diurèse.
Insuline ordinaire	10 U en dose de charge puis 5 U/h.
Sérum salé à 4,5 %	À passer après le sérum physiologique, sur la base d'1 L/h à adapter en fonction de la clinique et de la biologie.
KCl	1 à 1,5 g/h

Le schéma thérapeutique est moins bien codifié que pour l'acidocétose. Des adaptations seront faites en fonction de la clinique et de la biologie qui sera renouvelée très fréquemment. D'autre part, le traitement de l'affection déclenchante est nécessaire. L'hospitalisation rapide en réanimation s'impose.

Coma – L'acidose lactique

Contexte :

- Traitement par biguanides et insuffisance rénale, éthylisme, hépatopathie ou insuffisance respiratoire.
- Du fait de l'insuffisance rénale et/ou hépatique, les biguanides s'accumulent et, du fait de leur mode d'action, bloquent la production de glucose par le foie, ce qui entraîne la formation de lactates à l'origine de l'acidose.

Signes cliniques :

- Polypnée ample.
- Douleurs abdominales, crampes musculaires.
- Coma.

Conduite à tenir immédiate : comme dans le coma hyperosmolaire + dosage de l'acide lactique.

Traitement médical :

- Hospitalisation en soins intensifs.
- O_2 à fort débit voire ventilation assistée.
- Remplissage avec du sérum physiologique.
- Alcalinisation massive : perfusion de **bicarbonate de sodium**.
- Éventuelle épuration extrarénale (dialyse).

THÉRAPEUTIQUE

- Premières mesures :
  - Perte de poids (voir chapitre « Obésité ») : l'objectif est une perte de poids de 5 à 15 % par rapport au poids maximal (parfois, éviter l'aggravation de l'obésité est le seul objectif raisonnable).
  - Règles diététiques.
  - Exercice physique.
- Si ces mesures sont insuffisantes : traitement médicamenteux par les antidiabétiques oraux.
- Si antidiabétiques oraux insuffisants : passage à l'insuline.

La stratégie de prise en charge, l'éducation diététique, les recommandations concernant l'activité physique et la surveillance décrites ci-dessous sont tirées des recommandations de l'Agence nationale d'accréditation et d'évaluation en santé (ANAES).

Soins – Principes diététiques recommandés dans le diabète de type II

Afin de faciliter l'application de ces principes dans leur vie quotidienne les patients bénéficient d'une démarche éducative structurée qui repose sur l'établissement d'un diagnostic éducatif et d'un contrat éducatif réalisé avec une équipe associant des compétences en diabétologie, diététique et psychologie : voir l'encadré p. 7 « Comprendre – L'éducation thérapeutique du patient diabétique ». En matière de diététique, les formules pédagogiques peuvent associer des séances individuelles et des séances de groupe, s'appuyer sur des outils du type imagiers, aliments factices, journal alimentaire personnel… pour faciliter la compréhension des notions, l'analyse et l'interprétation de ses choix alimentaires, la décision et la mise en œuvre de nouveaux comportements alimentaires par le patient.

Rythmes alimentaires : faire au moins 3 repas par jour et arrêter tout grignotage entre les repas.

Modes de préparation et de cuisson :

- Utiliser des matières grasses d'origine végétale riches en acides gras mono-insaturés (olive, arachide, colza) ou polyinsaturés (tournesol, pépins de raisin, maïs, etc.) au détriment des acides gras saturés.
- Favoriser des modes de cuisson sans graisse.

Composition des repas basée sur les principes suivants **:**

- Éviter d'associer plusieurs aliments gras dans un même repas.
- Réduire les graisses d'origine animale (viandes grasses, œufs, charcuterie, beurre, crème fraîche) mais aussi les aliments riches en gras tels que les fritures, les cacahuètes ou autres fruits oléagineux, les chocolats, les glaces, les pâtisseries et autres viennoiseries, les biscuits apéritifs.
- Augmenter la fréquence de consommation des poissons. Préférer les viandes maigres (filet de porc, volailles sans la peau), les laitages écrémés ou demi-écrémés.
- Manger suffisamment de glucides : ils doivent constituer environ la moitié de la ration calorique quotidienne.
- Privilégier la consommation de féculents (glucides complexes).
- Favoriser les glucides qui ont un index glycémique bas (fruits, lentilles, haricots blancs, pâtes, etc.).
- Manger des aliments riches en fibres : un fruit et/ou des légumes verts à chaque repas, penser aux céréales complètes et aux légumes secs.
- Répartir les glucides entre les différents repas (surtout en cas de traitement par sulfamides hypoglycémiants ou par insuline).
- La quantité est à évaluer en fonction de l'activité physique (professionnelle ou privée) et de l'âge.
- Manger des fruits (glucides simples).

Les boissons :

- La consommation d'alcool considérée comme acceptable est de l'ordre de 2 verres de vin par jour. Elle doit se faire au cours des repas.
- Les boissons sucrées sont les seuls interdits, sauf en cas d'hypoglycémie.

Les produits sucrés :

- Les produits sucrés avec du saccharose (sucre de table) sont à consommer avec modération, en fin de repas (attention, ils sont souvent gras).
- Ils doivent être substitués gramme pour gramme aux autres aliments glucidiques du repas (à prévoir par anticipation).
- Proposer des édulcorants comme l'aspartame, la saccharine, l'acésulfame de potassium et les boissons édulcorées avec ces produits (lire les étiquettes et comparer avec les produits de référence).

Le **pain** : doit faire partie de l'alimentation des diabétiques, à condition de le répartir entre les différents repas.

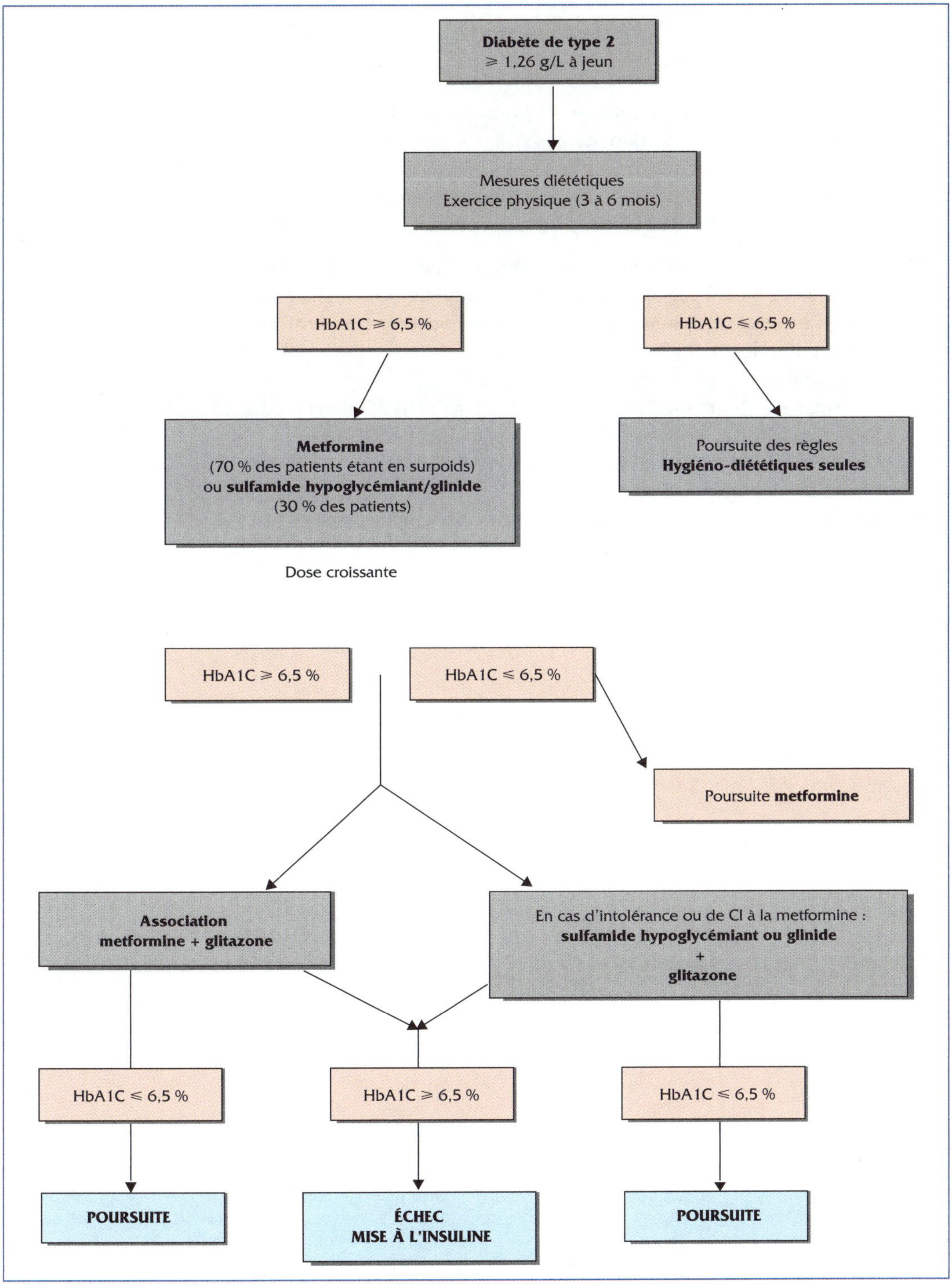

Figure 1.4 : Arbre décisionnel dans le diabète de type 2 (CI = contre-indication).

Soins – Principes recommandés pour l'activité physique dans le diabète de type II

L'activité physique fait partie intégrante du traitement. En matière d'activité physique, les formules pédagogiques peuvent associer des séances individuelles et des séances de groupe au sein d'associations, s'appuyer sur des outils tels qu'un journal de bord d'activités : le premier objectif étant parfois d'amener le patient à une moindre sédentarité dans sa vie quotidienne. Voir l'encadré p. 7 « Comprendre – L'éducation thérapeutique du patient diabétique ».

- Une activité physique adaptée aux possibilités de chaque patient est recommandée chez le diabétique de type 2 car elle contribue à une amélioration de la situation métabolique (sensibilité à l'insuline, niveau de la glycémie, pression artérielle, profil lipidique, etc.) et peut être utile au contrôle du poids.
- L'activité doit être régulière.
- La première recommandation est d'augmenter l'activité physique dans la vie quotidienne :
  - Marche d'un pas soutenu plutôt que déplacement en voiture.
  - Escaliers plutôt qu'ascenseurs.
  - Activités de loisirs adaptées.
- La pratique d'une activité sportive est recommandée dans les cas où elle est applicable. Sports conseillés :
  - Randonnée.
  - Jogging.
  - Cyclisme.
  - Natation.
  - Golf.
  - Ski de fond.

→ Dépistage et suivi d'une éventuelle atteinte rétinienne, coronarienne ou des pieds.

La surveillance du traitement

Tableau 1.4 : Rythme des consultations chez un diabétique de type 2.

Tous les 3-4 mois*	Une fois par an
Interrogatoire	
• Éducation (autonomie, règles hygiéno-diététiques...) • Observance du traitement • Autosurveillance glycémique (si prescrite) • Problèmes psychosociaux	• Éducation (autonomie, règles hygiéno-diététiques...) • Observance du traitement • Autosurveillance glycémique (si prescrite) • Problèmes psychosociaux • Tabagisme ? • Évaluation complémentaire de la prise en charge de sa maladie par le patient : « Savez-vous quels sont les résultats du dépistage des complications ? », « Quand devez-vous être dépisté de nouveau ? » • Symptômes de complications cardiovasculaires ou neurologiques • Pour les femmes en âge de procréer : contraception ou désir d'enfant ?

Tous les 3-4 mois*	Une fois par an
Examen clinique	
• Poids • Pression artérielle • Examen des pieds	**Examen clinique complet** et en particulier : • Examen des pieds : état cutané, neuropathie sensitive (test du monofilament et/ou diapason) • Réflexes ostéotendineux • Palpation des pouls • Recherche de souffles abdominaux, fémoraux et carotidiens • Recherche d'une hypotension orthostatique • Examen de la bouche, de la sphère ORL, de la peau
Examens paracliniques	
• HbA_{1C}	• Examen par un ophtalmologiste • ECG de repos • Bilan lipidique à jeun : LDL, HDL, triglycérides et cholestérol total • Protéinurie et calcul de la clairance de la créatinine par la formule de Cockcroft • Protéinurie et hématurie, recherche d'infection par bandelettes urinaires • Si pas de protéinurie, recherche de microalbuminurie

* Pour un patient équilibré

Soins – Assurer le suivi éducatif des patients diabétiques de type II

- **Le patient est informé des objectifs de ce suivi** :
  - Évaluer le maintien de ses compétences dans le temps et comprendre ses difficultés dans la vie quotidienne afin d'ajuster l'accompagnement éducatif.
  - Le soutenir et l'encourager dans sa dynamique de prise en charge.
  - Planifier avec lui ses prochains suivis.
- **Ce suivi éducatif est intégré aux consultations médicales**, en fonction des observations et des données recueillies par l'équipe, il permet d'ajuster la prise en charge médicale, psychosociale, pédagogique :
  - L'entretien avec le patient et son entourage, les récits de gestion de situations (choix alimentaires dans différents contextes ; analyse par le patient de son journal alimentaire, de son carnet de surveillance, de la mise en œuvre de l'activité physique, du suivi du traitement ; interprétation par le patient de ses résultats biologiques, notamment son taux d'hémoglobine glycosylée ; surveillance de ses pieds, gestion d'une hypoglycémie/hyperglycémie éventuelle…), l'analyse du journal alimentaire et du carnet de surveillance par l'équipe : l'ensemble de ces éléments est en faveur de la mise en œuvre de comportements favorables à la gestion de sa santé/maladie dans sa vie quotidienne, c'est-à-dire que le patient maintient ses compétences dans le temps.
    → **Le patient est encouragé à poursuivre et à solliciter l'équipe en cas de difficultés ou événements particuliers.**
  - L'entretien avec le patient et son entourage révèle des difficultés dans le temps pour maintenir des choix alimentaires dans différents contextes, pour pratiquer une activité physique adaptée, pour comprendre et s'approprier les enjeux de sa maladie en termes de complications et les moyens de les prévenir, pour obtenir un soutien de son entourage, pour prendre des décisions en cas d'hypoglycémie/d'hyperglycémie…

→ **L'équipe identifie et négocie avec le patient de nouveaux objectifs éducatifs : de nouvelles séances sont planifiées, soit individuelles, soit collectives dans le cadre d'un nouveau programme éducatif.**

- Certaines techniques et attitudes facilitent l'entretien avec le patient et l'obtention de données pertinentes pour son suivi :
  - La sollicitation du patient pour qu'il dise par lui-même : ce qu'il pense réussir, là où c'est difficile pour lui… (le temps de parole patient est > au temps de parole soignant).
  - Les questions ouvertes, la technique de l'entretien d'explicitation…
- Les outils utiles dans le cadre de ce recueil de données : grilles support d'entretien, tests d'évaluation des connaissances, liste d'actions (celles qui sont favorables/peu favorables) qui peuvent servir de critères d'appréciation du comportement du patient au regard de la gestion d'une situation quotidienne, d'un incident…
- Les conditions pour assurer un suivi éducatif :
  - Identifier les progrès réalisés (même minimes) pour soutenir le patient : renforcement de sa confiance, de sa motivation, de son estime de soi, reconnaissance de sa capacité à agir…
  - Faciliter l'expression des difficultés rencontrées : l'expression des erreurs, des incertitudes, sont de précieux indicateurs pour orienter les futures interventions éducatives.
    → **Cela ne peut se faire qu'en l'absence d'attitudes portant un jugement (c'est bien/ce n'est pas bien) sur ce qui est mis en œuvre.**
  - Négocier les objectifs de son suivi : établir un contrat d'éducation portant sur les objectifs à atteindre, les moyens à mettre en œuvre (par le patient et par l'équipe) et les éléments qui permettront de dire si les objectifs sont atteints/partiellement atteints/non atteints.
  - La non-atteinte des objectifs doit amener l'équipe à s'interroger :
    – sur la qualité du programme éducatif proposé : objectifs, méthodes, évaluation… ;
    – sur la pertinence du diagnostic éducatif posé et/ou réajusté ;
    – sur la cohérence des différents intervenants du programme, tant dans les dimensions bio-médicales, diététiques, psychologiques…
  - Voir l'encadré p. 7 « Comprendre – L'éducation thérapeutique du patient diabétique ».

Informations thérapeutiques

Les antidiabétiques oraux

Biguanides

Indications
– Diabète non insulinodépendant de l'adulte non équilibré par un régime bien conduit.
– Diabète insulinodépendant en complément de l'insuline.

Contre-indications
– Insuffisance rénale même modérée.
– Insuffisance cardiaque, respiratoire ou hépatique.
– IDM récent.
– Déshydratation, fièvre.
– Alcoolisme chronique.
– Grossesse.
– Deux jours avant et après une anesthésie générale ou une opacification intravasculaire.

Effets secondaires – Surveillance
– Troubles digestifs : anorexie, nausées, douleurs abdominales, vomissements, diarrhée.
– Le risque majeur en cas de non respect des contre-indications est la survenue d'une acidose lactique potentiellement mortelle.

Conseils pratiques
Les troubles digestifs sont prévenus par la prise au cours des repas, l'augmentation progressive des doses et l'association à des antispasmodiques et des pansements digestifs.

Produits disponibles (exemples) : metformine (Glucophage®, Stagid®).

Sulfamides hypoglycémiants

Indications : diabète non insulinodépendant de l'adulte non équilibré par un régime bien conduit.

Contre-indications
- Personnes de plus de 65 ans.
- Insuffisance rénale sévère.
- Insuffisance hépatique, alcoolisme chronique.
- Association au miconazole (Daktarin®) → risque d'hypoglycémie sévère.
- Grossesse et allaitement.

Effets secondaires
- Hypoglycémies favorisées par une insuffisance rénale et/ou hépatique, une activité physique inhabituelle, une alimentation insuffisante ou déséquilibrée ou par certaines associations médicamenteuses.
- Effet antabuse : réaction avec malaise, bouffées de chaleur… en cas d'absorption d'alcool.
- Troubles digestifs, hépatite avec ictère, éruptions cutanées, toxicité sanguine (anémie, thrombopénie, leucopénie).

Surveillance
- Bilan initial des fonctions rénale et hépatique, puis surveillance régulière.
- Le passage à l'insuline est indiqué en cas d'intervention chirurgicale ou d'une autre cause de décompensation du diabète.

- **ATTENTION** : un certain nombre de ces produits a de très longues durées d'action (jusqu'à 60 heures) qui exposent à des hypoglycémies prolongées.

Produits disponibles (exemples) : carbutamide (Glucidoral®), glibenclamide (Daonil®, Hémi-Daonil®, gliclazide (Diamicron®), glimépiride (Amarel®), glipizide (Glibénèse).

Autres

Inhibiteurs des alphaglucosidases (acarbose = Glucor®, miglitol = Diastabol®) : contre-indiqués en cas d'insuffisance rénale sévère et de maladies digestives chroniques. Effets secondaires : troubles digestifs (flatulence), élévation isolée des transaminases réversible à l'arrêt du traitement.

Glinides (répaglinide = Novonorm®) : contre-indiqué en cas d'insuffisance hépatique ou rénale sévère et association interdite avec les médicaments appelés inducteurs ou inhibiteurs enzymatiques (rifampicine, antifongiques, antiviraux, fluoroquinolones…). Effets secondaires : hypoglycémies, troubles digestifs, réactions cutanées allergiques, élévation réversible des transaminases. **ATTENTION** : ne jamais prendre si un repas est supprimé.

Glitazones (pioglitazone = Actos®, rosiglitazone = Avandia®) : contre-indiquées en cas d'insuffisance cardiaque ou hépatique. Effets secondaires : anémie, prise de poids, céphalées, troubles de la vue, douleurs articulaires, hématurie, impuissance.

4. COMPLICATIONS CHRONIQUES DU DIABÈTE

L'essentiel à retenir

- Les complications à long terme concernent aussi bien le diabète de type I que le diabète de type II.
- Les facteurs favorisants sont l'ancienneté du diabète et le déséquilibre glycémique.
- Les complications évoluent en grande partie « sans bruit » en raison des atteintes multiples qui touchent à la fois :
  - le système vasculaire : **microangiopathies**, **macroangiopathies** entraînant une altération de la vascularisation des territoires concernés (œil, reins, membres...) ;
  - les mécanismes de protection naturelle : absence de sensibilité (neuropathie) empêchant le patient d'être alerté par sa douleur (lésions cutanées inaperçues, infarctus silencieux...), sensibilité accrue aux infections.
- Elles se manifestent au stade d'une atteinte souvent irréversible : **rétinopathie, néphropathie, maladie coronarienne, ulcère de jambe, mal perforant plantaire**...
- La prise en charge des facteurs de risque associés est indispensable : HTA, tabagisme, hypercholestérolémie.
- Le patient est impliqué toute sa vie dans une surveillance quotidienne pour laquelle le soutien de son entourage et de l'équipe soignante est essentiel.
- L'accompagnement des patients diabétiques requiert les compétences d'équipes multiprofessionnelles formées en éducation thérapeutique dans le domaine du diabète.

GÉNÉRALITÉS

- Les complications à long terme concernent aussi bien le diabète de type 1 que le diabète de type 2.
- Les facteurs favorisants sont l'ancienneté du diabète et le mauvais contrôle glycémique.
- Les différentes complications :
  - Atteintes vasculaires par accumulation de produits toxiques résultant de la présence de glucose en excès dans le sang :
    - **Microangiopathie** : atteinte des petits vaisseaux, notamment au niveau de la rétine et du rein.
    - **Macroangiopathie :** atteinte de l'ensemble des vaisseaux à l'origine d'une hypertension artérielle et plus particulièrement des vaisseaux coronaires, des artères des membres inférieurs et des artères cérébrales.
  - Atteinte neurologique : **neuropathie** dont une des conséquences, en association avec l'atteinte vasculaire, est le **pied diabétique**.
  - Sensibilité aux **infections**, notamment cutanées.

RÉTINOPATHIE DIABÉTIQUE

Définition et mécanismes de survenue

- Lésions des vaisseaux de la rétine conséquence de 2 processus :
  1. Occlusion des capillaires rétiniens (altération des parois vasculaires) qui entraîne une ischémie de la rétine qui, quand elle est importante, est à l'origine de la formation de néovaisseaux = rétinopathie proliférante.
  2. Perméabilité excessive de la paroi des capillaires rétiniens qui entraîne un œdème de la macula (zone centrale de la rétine qui assure la vision précise).
- Les premiers signes visibles à l'examen ophtalmoscopique sont des **microanévrismes** et des **hémorragies** secondaires à la rupture des vaisseaux.

Épidémiologie

- La quasi-totalité des diabétiques de type 1 présente une rétinopathie au bout de 15 ans d'évolution du diabète alors que cette proportion n'est que de 65 % pour les diabétiques de type 2.
- Environ 2 % des diabétiques deviennent aveugles et 10 % malvoyants.
- Il existe probablement une prédisposition génétique à l'origine de rétinopathies plus précoces et plus sévères.

Signes et symptômes

Les signes sont variables en fonction de la gravité de l'atteinte, depuis une simple baisse de l'acuité visuelle jusqu'à une cécité complète.

Investigations

- Mesure de l'acuité visuelle et évaluation de la vision des couleurs.
- Fond d'œil : lors de la découverte du diabète puis tous les ans (ou plus fréquemment en fonction des lésions).
- Angiographie à la fluorescéine (en complément du fond d'œil) : injection par voie veineuse de fluorescéine qui va rendre visibles les vaisseaux rétiniens qui seront photographiés avec des filtres appropriés.

Évolution, complications et pronostic

Un suivi très précis est préconisé pour détecter et traiter en temps utile les lésions.

ATTENTION : la cataracte (opacification du cristallin) est plus fréquente et survient plus tôt chez les diabétiques.

Thérapeutique

1. Équilibre glycémique et tensionnel permettant de limiter l'évolution de la rétinopathie.
2. Photocoagulation au laser : traitement de choix de la rétinopathie proliférante permettant une régression de la néovascularisation rétinienne et diminuant donc les hémorragies.

NÉPHROPATHIE DIABÉTIQUE

Définition et mécanismes de survenue

- Lésions des glomérules rénaux entraînant une dégradation progressive de la fonction rénale.
- Le mécanisme est une modification de la pression dans les glomérules liée à la surcharge en glucose qui aboutit à une destruction des glomérules.
- L'hypertension artérielle joue un rôle aggravant dans le développement des lésions.

Épidémiologie

- Représente la principale cause de mort prématurée chez le diabétique.
- Il existe une prédisposition familiale marquée.
- Pic de fréquence de survenue entre 10 et 25 ans d'évolution du diabète, au-delà le risque de néphropathie diabétique est très faible.

Signes et symptômes

Asymptomatique avant le stade d'insuffisance rénale.

Investigations

- Phase initiale : dosage de la microalbuminurie (voir p. 5) permettant une détection précoce de l'atteinte rénale.
- Phase d'état : macroalbuminurie ou protéinurie.
- Phase tardive : élévation de la créatininémie.

Évolution, complications et pronostic

- L'évolution est variable avec une fonction rénale restant stable pendant de nombreuses années.
- Le risque principal est l'évolution vers une insuffisance rénale chronique nécessitant une dialyse : les diabétiques représentent 15 % des patients dialysés.

Thérapeutique

- Traitement préventif :

  - Meilleur contrôle glycémique possible.
  - En cas d'hypertension : équilibration rigoureuse de la pression artérielle, en général avec un inhibiteur de l'enzyme de conversion (IEC) → permet de prévenir la survenue de la microalbuminurie et de la protéinurie.
- Traitement de la néphropathie établie :
  - Utilisation d'un inhibiteur de l'enzyme de conversion (IEC) avec plusieurs autres catégories d'antihypertenseurs dont un diurétique de l'anse (par ex. furosémide = Lasilix®).
  - ATTENTION : le maniement des IEC qui ont en général une élimination rénale est complexe chez ces patients avec un risque d'hypotension orthostatique et d'hyperkaliémie qui nécessite une surveillance rapprochée lors de l'instauration du traitement.
- Traitement de l'insuffisance rénale chronique : dialyse rénale.

HYPERTENSION ARTÉRIELLE

Épidémiologie

- Très fréquente (1/3 des patients), surtout dans le diabète de type 2.
- Constante en cas de diabète ancien et de protéinurie.

Signes et symptômes

Hypertension artérielle en général modérée.

Investigations

Recherche de complications : ECG, Doppler des artères du cou et des jambes.

Évolution, complications et pronostic

- Principaux risques : accident coronarien et accident vasculaire cérébral.
- Autres conséquences : aggravation de la néphropathie diabétique.

Thérapeutique

- Objectif : contrôle le plus précis possible des chiffres tensionnels ($\leqslant$ 140/80 mmHg).
- Médicaments : utilisation préférentielle des inhibiteurs de l'enzyme de conversion de première intention.
- Traitement concomitant des autres facteurs de risque vasculaire, notamment l'hypercholestérolémie.

MALADIE CORONAIRE

Définition et mécanismes de survenue

Lésion des artères coronaires entraînant leur obstruction progressive avec comme conséquence une angine de poitrine puis un infarctus du myocarde.

Épidémiologie

- Angine de poitrine chez 2 à 5 % des diabétiques.
- Infarctus du myocarde chez 3 à 4 % des diabétiques.

Signes et symptômes

- La particularité chez le diabétique est l'absence de douleur en cas d'ischémie myocardique du fait des lésions nerveuses liées au diabète qui modifient la perception des sensations douloureuses.
- La découverte est donc souvent fortuite lors de la réalisation d'un électrocardiogramme qui montre des signes d'infarctus du myocarde ancien.

Investigations

ECG de repos et surtout d'effort pour détecter une ischémie myocardique dite « silencieuse » (absence de douleurs d'angine de poitrine).

Thérapeutique

Le traitement est celui habituel de la maladie coronaire.

ARTÉRITE DES MEMBRES INFÉRIEURS

Définition et mécanismes de survenue

Obstruction des artères des membres inférieurs due à des lésions d'athérosclérose qui provoquent un épaississement de leur paroi, des thromboses locales, une sténose puis une occlusion.

Épidémiologie

Touche de manière égale les deux sexes, alors qu'elle est beaucoup plus fréquente chez l'homme en dehors du diabète.

Signes et symptômes

- Signe le plus significatif = **claudication intermittente** : crampe (le plus souvent au mollet) douloureuse survenant à la marche, obligeant à l'arrêt et réapparaissant pour un périmètre de marche fixe (plus le périmètre est réduit, plus l'atteinte est sévère).
- Douleurs en position couchée possibles, soulagées par la position jambes pendantes.
- Pouls au niveau du pied diminué ou absent.

Investigations

- Échographie couplée au Doppler artériel.
- Artériographie : bilan préopératoire.

Évolution, complications et pronostic

- Principales complications = troubles cutanés dus à une mauvaise vascularisation :
  - Ulcère de jambe.
  - Nécrose des orteils.
  - Poussée d'ischémie aiguë de jambe.
- Risque d'amputation en cas d'ischémie avec nécrose.

Thérapeutique

- Traitement médical :
  - Équilibration du diabète.
  - Antiagrégants plaquettaires : aspirine.
  - Vasodilatateurs : Torental®, Praxilène®.
  - Marche quotidienne.
  - Arrêt impératif du tabac.
- Traitement chirurgical :
  - Désobstruction (angioplastie par ballonnet).
  - Pontage artériel.
  - Amputation lorsque l'ischémie est irréversible.

NEUROPATHIE DIABÉTIQUE

Définition et mécanismes de survenue

Atteinte du système nerveux en rapport avec 2 mécanismes :

1. Toxicité nerveuse du fait de l'accumulation de produits toxiques pour le nerf (sorbitol et fructose = voie de dégradation anormale du glucose en cas d'hyperglycémie).
2. Ischémie en rapport avec des lésions microvasculaires.

Épidémiologie

- La neuropathie touche 50 % des patients souffrant de diabète depuis plus de 25 ans.
- Au moment du diagnostic du diabète, 7,5 % des patients sont atteints et on constate ensuite une progression linéaire sans phase de plateau.

Signes et symptômes

Nombreuses formes cliniques :

- *Polyneuropathie sensitivomotrice diffuse* :
  - Bilatérale et symétrique, touchant essentiellement les membres.
  - Troubles sensitifs : paresthésies, crampes, sensations de brûlures et perte de sensibilité touchant initialement la partie distale des membres → favorise l'installation du pied diabétique, notamment du **mal perforant plantaire**.
  - Troubles moteurs : amyotrophie avec faiblesse musculaire et abolition du réflexe achilléen.
- *Neuropathie végétative* (ou autonome) classée elle-même en sous-groupe selon l'atteinte préférentielle :

  - Manifestations cardiovasculaires : troubles du rythme cardiaque, **hypotension orthostatique**.
  - Manifestations sudoromotrices : absence de sudation (anhidrose), réponse vasomotrice anormale aux changements de température, sécheresse lacrymale et anomalies pupillaires.
  - Manifestations digestives : atonie œsophagienne, **gastroparésie** (trouble de l'évacuation de l'estomac avec nausées et vomissements), diarrhée, constipation, incontinence anale.
  - Manifestations génito-urinaires : atonie vésicale (espacement des mictions, jet faible puis rétention urinaire). Chez l'homme : éjaculation rétrograde et **impuissance** (très fréquente : 25 % des hommes diabétiques). Chez la femme : troubles de la sensibilité entraînant une réduction du plaisir au moment de l'orgasme et troubles vasculaires réduisant la lubrification vaginale à l'origine de dyspareunies (douleurs au moment des rapports sexuels).
- *Neuropathies crâniennes* : le plus souvent atteinte des muscles oculomoteurs avec diplopie, ptosis (chute de la paupière).
- *Mononévrites des membres et du tronc* : atteinte limitée à un territoire nerveux particulier avec douleurs et troubles moteurs (nerfs les plus fréquemment touchés : cubital, médian, fémoral, radial et fémoro-cutané).

Investigations

Examen de la sensibilité :
- Sensibilité au toucher (test au monofilament).
- Seuils de perception vibratoire (diapason).
- Seuils de perception thermique au chaud et au froid.
- Seuils douloureux.

Évolution, complications et pronostic

- Évolution chronique, avec dans certains cas des régressions partielles.
- Les formes sévères de neuropathies peuvent être graves, en particulier en cas d'atteinte cardiaque ou altérer la qualité de vie du patient (impuissance).
- Le pied diabétique est très fréquent (voir ci-dessous).

Thérapeutique

Objectif essentiel : optimisation de l'équilibre glycémique car traitement de la neuropathie décevant.
- Traitement des douleurs : antalgiques souvent peu efficaces, utilisation d'anti-inflammatoires non stéroïdiens (ibuprofène = Advil®), d'antidépresseurs tricycliques (amitryptiline = Laroxyl®) ou d'antiépileptiques (clonazépam = Rivotril®, carbamazépine = Tégrétol®).
- Troubles digestifs : utilisation de médicaments augmentant la motricité gastrique (métoclopramide = Primpéran®, dompéridone = Motilium®, cisapride = Prépulsid®).
- Impuissance : Viagra® (en respectant les contre-indications) très efficace.

PIED DIABÉTIQUE

Définition et mécanismes de survenue

- Terme désignant l'ensemble des lésions cutanées et ostéo-articulaires localisées au départ au niveau du pied :
  - Mal perforant plantaire.
  - Lésions ischémiques aiguës ou chroniques.
- Causes :
  - **Neuropathie** : troubles de la sensibilité entraînant des anomalies de la statique du pied avec une répartition anormale des points d'appui et supprimant toute alarme douloureuse.
  - **Artériopathie** : intriquée avec la neuropathie, entraînant une ischémie distale (orteils) indolore avec une nécrose tissulaire.
- Facteur aggravant : infection facile du fait de l'immunodépression relative liée au diabète.

complicat°: urinaire, cutanée, dentaire.

Épidémiologie

- Complication touchant 15 % des diabétiques au cours de leur vie.
- En cas de neuropathie : 3 % de risque de développer une ulcération dans l'année.

Signes et symptômes

- **Mal perforant plantaire** :
  - Éléments favorisants : déformations du pied avec hyperpressions localisées (raideurs articulaires avec orteils en griffes), sécheresse de la peau avec lésions banales (ampoules, cors, fissures, blessure par un ongle ou lors de soins du pied…).
  - Signes : ulcération unique, indolore au sein d'une plaque d'hyperkératose (épaississement de la peau) localisée au niveau d'un point d'appui.
- **Ischémie artéritique** :
  - Pied froid, pâle voire cyanosé.
  - Abolition du pouls tibial postérieur et pédieux.
  - Peau fine, luisante au niveau des zones de frottement avec aspect nécrotique.
- **Pied de Charcot** : évolution des troubles de la statique aboutissant à une déformation globale du pied liée à un effondrement de la voûte plantaire qui lui donne un aspect cubique → favorise l'apparition de maux perforants.

Investigations

- Prélèvements bactériologiques : sur toute plaie inflammatoire après désinfection superficielle de la plaie par un antiseptique.
- Radiographies centrées sur la lésion à la recherche d'une ostéite (indication prédictive : l'introduction d'une pointe mousse stérile dans le mal perforant plantaire signale un contact osseux).
- En cas de suspicion d'artérite :
  - Mesure de la pression artérielle au niveau de la cheville.
  - Mesure de la pression transcutanée d'oxygène ($TcPO_2$).
  - Écho-Doppler artériel.
  - Artériographie si prévision d'un geste chirurgical de revascularisation.

Évolution, complications et pronostic

Principal risque : gangrène et amputation.

Thérapeutique

Tableau 1.5 : Prise en charge d'un ulcère de pied chez un malade diabétique.

Objectifs	Stratégie
Améliorer la circulation	Exploration non invasive Angioplastie Chirurgie vasculaire (pontage)
Traiter l'œdème	Postures de drainage
Supprimer la douleur (rarement requis)	Antalgique - Anxiolytique
Traiter l'infection	Antibiothérapie (orale, parentérale) Prélèvement bactériologique (biopsie) Imagerie osseuse
Améliorer l'équilibre métabolique	Insuline
Appareillage de décharge et chaussage	Chaussures thérapeutiques Semelles, orthèses Plâtre de décharge Béquilles Fauteuil roulant Repos

Objectifs	Stratégie
Traitement local	Débridement Pansements Greffe de peau
Chirurgie du pied	Drainage/incision Chirurgie correctrice Amputation
Prise en charge globale	Traitement cardiovasculaire Traitement de la rétinopathie et de la néphropathie Corriger la malnutrition Sevrage tabagique
Mise en place de la prise en charge	Éducation du patient et des soignants Observance Surveillance multidisciplinaire

Tableau 1.6 : Classification du risque podologique.

	Profils de risque	Fréquence et surveillance clinique
0	Pas de neuropathie sensitive	Annuelle
1	Neuropathie sensitive	Semestrielle
2	Neuropathie sensitive et artérite périphérique et/ou déformations	Trimestrielle
3	Antécédent d'ulcère	Mensuelle

Soins – Former le patient à l'auto-examen de ses pieds et à leurs soins quotidiens

Les objectifs prioritaires à poursuivre dans le cadre d'un programme d'éducation sont :

Prévenir la survenue de lésions cutanées aux pieds par des soins quotidiens **:**

- Auto-examiner chaque jour ses pieds, y compris ses espaces interdigitaux : être correctement installé, bien éclairé, s'aider si besoin d'une glace pour observer la plante des pieds.
- Rechercher des lésions du type : rougeurs entre les orteils, excès de corne, cors et/ou œil de perdrix, fentes (crevasses).
- Laver régulièrement les pieds : employer une eau dont la température ne doit pas dépasser 37 °C, pendant un temps limité (pas plus de 5 minutes, sinon ramollissement qui fragilise la peau).
- Utiliser un gant de toilette doux : pas de brosses, pas de gants de crin.
- Rincer à l'eau courante en contrôlant toujours la température.
- Les sécher méticuleusement, notamment entre les orteils.
- Appliquer une crème hydratante en cas de peau sèche, en évitant les espaces interdigitaux.
- Ne pas employer de coricides ou d'instruments de type râpe.
- Couper les ongles droits, pas trop courts, sans angles vifs qui pourraient blesser la peau à la repousse de l'ongle (ongle incarné).

Choisir des chaussures et des chaussettes adaptées :

- Éviter de marcher pieds nus, à l'intérieur comme à l'extérieur, et de porter des chaussures sans chaussettes.
- Porter des chaussures larges, confortables, à talons bas, souples sur le dessus et rigides sur le dessous : surveiller l'usure des semelles.
- Avoir deux paires à disposition pour alterner un jour sur deux.
- Inspecter et palper quotidiennement à la main l'intérieur des chaussures à la recherche d'une saillie pouvant blesser.
- Porter des chaussettes avec coutures à l'extérieur, ou mieux sans aucune couture : changer de chaussettes tous les jours.

Solliciter de l'aide auprès de son entourage :

- Se faire aider pour examiner son pied : informer et former son entourage proche en cas de troubles visuels, de mobilité réduite (obésité, arthrose...)...
- Se faire examiner les pieds par le personnel soignant à l'occasion de toute période d'hospitalisation, de réduction de la mobilité, de troubles visuels...

Identifier l'apparition de lésions :

- Reconnaître la survenue d'une mycose, d'une phlyctène, d'une coupure, d'une abrasion, d'une plaie, de corne excessive.
- Alerter son médecin ou un autre professionnel soignant.

Recourir à un professionnel qualifié pour les soins de pieds ou en cas d'anomalie, de lésions :

- Consulter un podologue pour un excès de corne (hyperkératose).
- Consulter le médecin en cas de blessure, de plaie, d'inflammation.

AUTRES COMPLICATIONS

Complications cutanées

- Le **prurit**, notamment vulvaire, est très fréquent et peut être révélateur du diabète.
- Le diabétique est très sensible aux **infections**, en particulier lors des phases d'hyperglycémie, du fait de l'existence d'une immunodépression relative dans ce contexte :
  - Infections à staphylocoques : furoncles, anthrax.
  - Mycoses à *Candida albicans* : vulnérabilité spécifique de la femme aux infections vaginales, à l'origine de dyspareunies (douleurs lors des rapports sexuels).
  - Érysipèle au niveau des jambes.
- **Dermopathie diabétique** :
  - Très fréquente chez le diabétique ancien.
  - Plaques rondes érythémateuses indolores, puis pigmentées, au niveau de la face antérieure des jambes.
- **Nécrobiose lipoïdique** :
  - Très rare, touche surtout la femme.
  - Plaques souvent localisées au niveau des jambes, à pourtour surélevé et enflammé, à centre atrophique de coloration jaune du fait de dépôts lipoïdiques et parcourus de fins vaisseaux sanguins → risque important d'ulcération.

Complications buccales

- Fréquentes et souvent négligées.
- Atteinte des gencives (parodontopathie) avec risque de déchaussement dentaire et d'édentation.
- Plaques muqueuses au niveau des joues à type de lichen.

– Troubles du goût en rapport avec la neuropathie.

Complications ostéo-articulaires

– Fréquence accrue de certaines affections entraînant une limitation de la mobilité articulaire, notamment au niveau de la main ou de l'épaule (maladie de Dupuytren, capsulite rétractile de l'épaule).
– Ostéoporose marquée chez la femme après la ménopause.

OBJECTIFS DES SOINS INFIRMIERS

Diagnostics infirmiers prévalents

- Altération de la perception sensorielle
- Atteinte à l'intégrité de la peau
- Diminution de l'irrigation tissulaire périphérique
- Excès nutritionnel
- Risque élevé d'infection
- Apprendre

Contribuer au dépistage du diabète en toutes circonstances :

– Orienter les personnes à risques (âge, facteurs déclenchants) vers leur médecin traitant.
– Réaliser les contrôles glycémiques prescrits de manière fiable et en transmettre les résultats : voir l'encadré p. 11 « Soins – Principes à respecter pour réaliser les contrôles glycémiques capillaires ».
– Identifier les signes accompagnants la survenue brutale d'un diabète de type I : voir l'encadré p. 10 « Urgence – L'acidocétose ».

Dépister les situations d'urgence et participer à la prise en charge des patients dans ce contexte :

– Voir l'encadré p. 10 « Soins – Conduite à tenir devant un patient présentant un coma acidocétosique ».
– Voir l'encadré p. 26 « Urgence – Le coma hyperosmolaire » et p. 27 « Urgence – L'acidose lactique ».
– Prévenir la survenue d'hypoglycémies au décours d'hospitalisations :
  • Prévoir les adaptations du schéma d'insulinothérapie à des situations particulières : repas retardé, examen dans un autre service, transport…
  • Informer le personnel soignant devant assurer la continuité des soins : pathologie, traitement, protocoles à suivre…
– Dépister les hypoglycémies et réaliser les soins d'urgence :
  • Voir l'encadré p. 13 « Comprendre – Les hypoglycémies chez les diabétiques traités par l'insuline ».
  • Informer et former le personnel aide-soignant, stagiaire au dépistage de ces hypoglycémies et à la conduite à tenir.

Contribuer à l'atteinte des objectifs glycémiques et tensionnels en phase aiguë :

– Collaborer avec le service diététique pour assurer un équilibre alimentaire adapté aux besoins du patient et conforme à la prescription médicale : repas, collations, horaires…
– Vérifier le suivi des prescriptions diététiques :
  • Informer et former le personnel en charge de la distribution et du ramassage des plateaux-repas.
  • Renforcer l'information du patient et de sa famille en complément des informations médicales déjà reçues.
– Administrer les thérapeutiques médicamenteuses selon les schémas prescrits :
  • Hypoglycémiants oraux (diabète de type II).
  • Insulinothérapie : voir l'encadré « Soins – Principes à respecter pour réaliser les injections d'insuline d'un patient diabétique » p. 18.
  • Autres thérapeutiques : antihypertenseurs…
– Assurer une surveillance clinique continue :
  • Planifier et réaliser les glycémies capillaires : voir l'encadré « Soins – Principes à respecter pour réaliser les contrôles glycémiques capillaires » p. 11.

- Mesurer la pression artérielle.
- Mesurer la diurèse.
- Réaliser les examens biologiques sanguins et urinaires selon leurs protocoles respectifs.

Contribuer au dépistage des complications liées au diabète et au suivi de leur évolution :

– Observer la peau et les muqueuses, prévenir et dépister la survenue de lésions :
  - Réaliser une observation quotidienne minutieuse de l'état de la peau : changement d'aspect (plus fine, plus fragile), érythème, prurit, mycose au niveau des membres inférieurs : porter une attention particulière aux pieds.
  - Voir l'encadré « Soins – Former le patient à l'auto-examen de ses pieds et à leurs soins quotidiens » p. 40.
  - Identifier les troubles de la sensibilité au niveau des membres afin de prévenir les lésions cutanées pouvant passer inaperçues :
    - Vérifier la perception du chaud, du froid et de la douleur : signaler toute évolution.
    - Contrôler la température de l'eau en cas de douches, bains, pédiluve : réduire les temps d'immersion pour éviter le ramollissement de la peau (risque de lésions).
  - Prévenir le risque de lésions infectieuses buccodentaires (gingivites, parodontite, caries) par des soins d'hygiène quotidienne (brossage des dents).
  - Faire préciser par les patientes un prurit vulvaire signe d'infection vaginale.

– Assurer une surveillance cardiovasculaire :
  - Prendre le pouls : dépistage des troubles du rythme.
  - Réaliser les ECG de repos et d'effort sur prescription.
  - Contrôler les pouls artériels des pieds, dépister une différence de chaleur entre les deux membres et signaler toute évolution.

– Observer le patient dans ses déplacements afin de lui apporter une aide adaptée :
  - Identifier une baisse de l'acuité visuelle pouvant accompagner une rétinopathie ou une cataracte.
  - Repérer une douleur à la marche, une claudication intermittente accompagnant les lésions d'athérosclérose : signaler toute évolution.

– Dépister les infections urinaires :
  - Interroger le patient sur l'espacement des mictions : rechercher une rétention urinaire source d'infection.
  - Observer l'aspect des urines : caractère trouble, odeur nauséabonde en faveur d'une infection.
  - Contrôler la température et la survenue d'une fièvre.

– Observer la survenue de troubles digestifs :
  - Existence de nausées, vomissements, diarrhée, constipation, incontinence.
  - Apporter au patient une aide adaptée et alerter le médecin.

– Informer le patient sur les différents examens qu'il doit passer : objectifs, horaires, préparation, déroulé, suites.

– Réaliser certains de ces examens en se référant à leurs protocoles respectifs.

– Préparer le patient en vue de la réalisation de ces examens selon les protocoles prévus :
  - Fond d'œil : dilatation des pupilles par instillation de collyre.
  - Angiographie à la fluorescéine.

ÉDUCATION THÉRAPEUTIQUE

Voir l'encadré p. 7 « Comprendre – L'éducation thérapeutique du diabétique ».

Aider les patients à développer des compétences d'auto-soin :

– Réaliser ses auto-contrôles glycémiques et ses injections d'insuline :
  - Voir l'encadré « Soins – Principes à respecter pour réaliser les contrôles glycémiques capillaires » p. 11.
  - Voir l'encadré « Soins – Principes à respecter pour réaliser les injections d'insuline d'un patient diabétique » p. 18.
  - Voir l'encadré « Soins – Varier les zones d'injections de l'insuline » p. 19 et 20.
  - Voir l'encadré « Soins – Apprendre au patient à contrôler sa glycémie et à réaliser ses injections » p. 12.

- Assurer l'auto-examen de ses pieds :
  - Voir l'encadré « Soins – Former le patient à l'auto-examen de ses pieds et à leurs soins quotidiens » p. 40.

Faciliter l'acquisition par les patients de nouveaux comportements alimentaires :

- Collaborer avec le service diététique pour déterminer l'alimentation adaptée : impliquer le patient dans les choix de repas si possible.
- S'assurer lors de la distribution des plateaux que les critères de composition du repas du patient soient respectés : former et informer le personnel chargé de la réception et distribution des repas.
- Voir l'encadré « Soins – Aider les patients diabétiques de type I à équilibrer leur alimentation dans la vie quotidienne » p. 15.
- Voir l'encadré « Soins – Principes diététiques recommandés dans le diabète de type II » p. 27 et 28.

Encourager le patient à une moindre sédentarité au quotidien ou au maintien d'une activité sportive :

- Voir l'encadré « Comprendre – Les activités physiques pour les diabétiques de type I » p. 16.
- Voir l'encadré « Soins – Principes recommandés pour l'activité dans le diabète de type II » p. 30.

S'assurer du maintien des compétences du patient dans le temps et réajuster le diagnostic éducatif :

- Proposer un suivi éducatif à tous les patients diabétiques.
- Voir l'encadré « Soins – Assurer le suivi éducatif des patients diabétiques de type II » p. 31.

Auto-évaluation : Vrai ou Faux

1. Tous les patients diabétiques présentent une surcharge pondérale.
2. Une polyurie peut être le signe d'une carence en insuline.
3. Une glycémie peut être perturbée par la consommation d'une cigarette.
4. On parle d'hypoglycémie pour une valeur < 2,7 mmol/L.
5. Il est 15 h 30, vous contrôlez la glycémie d'un patient : le résultat est 11 mmol/L, le patient dit n'avoir ni mangé, ni fumé, ni bu depuis 12 h 30 ; il s'agit d'une variation physiologique.
6. Un taux d'hémoglobine glycosylée (HbA1C) > 7 % de l'hémoglobine totale est le reflet d'un diabète bien équilibré.
7. L'acidocétose peut se manifester par des troubles digestifs.
8. La consommation de boissons alcoolisées entre les repas favorise les hyperglycémies.
9. Pour l'équilibre alimentaire du patient diabétique de type I, chaque repas ou collation doit apporter des hydrates de carbone.
10. Plus l'index glycémique d'un aliment est bas plus son pouvoir hyperglycémiant est réduit.
11. L'hypoglycémie se manifeste toujours par une somnolence.
12. La pratique du sport est déconseillée pour les diabétiques de type I.
13. Toutes les insulines peuvent s'injecter soit par voie IV (à la pompe), soit par voie sous-cutanée.
14. La rétinopathie diabétique peut entraîner une cécité.
15. Dans le coma hyperosmolaire on retrouve une hyperglycémie et une cétonurie positive.
16. L'éducation thérapeutique consiste à donner une liste de conseils au patient.

Réponses

1. **Faux** : la surcharge pondérale est plutôt associée au diabète de type II, alors que le diabète de type I s'accompagne d'une fonte musculaire (augmentation de la dégradation des protéines) et de la mobilisation des graisses comme source d'énergie à la place du sucre (lipolyse) à l'origine d'un amaigrissement.
2. **Vrai** : en cas de carence en insuline le sucre n'est pas utilisé par les cellules et est par conséquent éliminé par les urines; cette fuite urinaire du sucre s'accompagne d'une élimination importante d'eau à l'origine d'une polydipsie.
3. **Vrai** : fumer avant une prise de sang entraîne une élévation de la glycémie de 10 à 40 %.
4. **Vrai** : c'est la définition de l'hypoglycémie, équivaut à 0,50 g/L.
5. **Faux** : une hyperglycémie qui se maintient au-delà de 2 heures après un repas témoigne d'une variation pathologique.
6. **Faux** : un taux d'hémoglobine glycosylée (HbA_{1C}) > 7 % révèle un diabète plutôt mal équilibré.
7. **Vrai** : le patient peut présenter des nausées, des vomissements, des douleurs abdominales dans les jours qui précèdent la décompensation acidocétosique.
8. **Faux** : la consommation d'alcool entre les repas favorise la survenue d'hypoglycémies car le métabolisme de l'alcool entraîne une hypersécrétion d'insuline à l'origine de l'hypoglycémie.
9. **Vrai** : ces apports en hydrates de carbone se répartissent au cours de ces repas et collation : la composition du petit-déjeuner, de la collation matinale et du déjeuner vise l'apport de 60 % des hydrates de carbone quotidiens.
10. **Vrai** : c'est la raison pour laquelle les aliments à index glycémique bas sont conseillés pour une meilleure régulation de la glycémie.
11. **Faux** : l'hypoglycémie peut se manifester par une agitation, une nervosité : les signes peuvent varier d'un patient à un autre, d'où l'importance pour chaque patient d'apprendre à mieux se connaître pour les reconnaître et agir.
12. **Faux** : la pratique du sport est recommandée, sous certaines conditions : équilibre glycémique, examen médical préalable, adaptation des doses, formation du patient à la gestion de son activité, à la reconnaissance des signes d'hypoglycémie, pratique d'une activité en groupe de préférence.
13. **Faux** : seules les insulines ordinaires peuvent s'injecter par voie IV. Toutes les autres ne peuvent s'injecter que par voie sous-cutanée.
14. **Vrai** : l'atteinte peut aller en fonction de sa gravité d'une baisse de l'acuité visuelle à une cécité complète.
15. **Faux** : dans le coma hyperosmolaire, l'hyperglycémie ne s'accompagne pas de production de corps cétoniques car il s'agit d'une déshydratation (augmentation de la diurèse pour éliminer le glucose en excès) et non d'une carence en insuline (utilisation de lipides et de protéines à la place du glucose à l'origine de la production de corps cétoniques).
16. **Faux** : l'éducation thérapeutique est une démarche structurée qui vise l'acquisition de compétences par le patient et son entourage dans la gestion de sa maladie, de son traitement, de sa santé globale. La démarche conseil est centrée sur les contenus (liste de principes et de recommandations), la démarche éducative est centrée sur les apprentissages du patient et de son entourage : elle intègre les recommandations dans ses contenus mais en aucun cas elle ne se limite à l'énoncé de ces recommandations.

MALADIES DE LA GLANDE THYROÏDE

1. HYPOTHYROÏDIES

L'essentiel à retenir

- L'hypothyroïdie est un état d'hypofonctionnement de la glande thyroïde dont les causes doivent être recherchées.
- Le **myxœdème** représente les signes cutanés et muqueux de la carence en hormones thyroïdiennes. Le **coma myxœdémateux** est une complication rare mais sévère de l'hypothyroïdie.
- Les principales causes de cet hypofonctionnement sont l'atrophie liée à l'âge, les thyroïdites et la iatrogénie (médicaments, thyroïdectomie…).
- Le **dépistage néonatal systématique** permet de détecter et de traiter précocement la quasi-totalité des cas d'hypothyroïdies congénitales.
- Le traitement substitutif est le plus souvent prescrit à vie. Une surveillance clinique et biologique régulière est nécessaire.

DÉFINITION ET CAUSES

Insuffisance de sécrétion hormonale de la glande thyroïde entraînant un ralentissement de l'ensemble du métabolisme.

Comprendre – Les hormones thyroïdiennes

- Les hormones thyroïdiennes sont fabriquées à partir de l'iode qui se trouve dans l'alimentation (besoins journaliers 250-300 µg) :
  - **Triiodothyronine** (3 atomes d'iode) : **T_3**.
  - **Tétraiodothyronine** ou thyroxine (4 atomes d'iode) : **T_4**.
- Une fois formées, les hormones sont stockées dans les follicules sous la forme de **thyroglobuline** et sont libérées dans le sang en fonction des besoins après détachement de la thyroglobuline.
- Dans le sang, les deux hormones T_3 et T_4 sont liées de façon réversible à une protéine de transport, la **TBG** (*Thyroid Binding Globuline*).
- Seules les formes libres de T_3 et de T_4 (**FT3** et **FT4**), présentes en très faibles quantités dans le sang, sont actives sur les cellules.
- **Action des hormones thyroïdiennes = stimulation générale du métabolisme** :
  - Cœur : augmentation de la contractilité et de la fréquence cardiaque.
  - Tissu nerveux : accélération de la conduction nerveuse et des réflexes (croissance et maturation du cerveau chez l'enfant).
  - Tube digestif : accélération du transit.
  - Température : augmentation.
  - Glucides : tendance à l'hyperglycémie.
  - Lipides : fonte des graisses et baisse des lipides plasmatiques.
  - Protéines : augmentation de la synthèse des protéines.

Comprendre – La glande thyroïde

- La thyroïde est un organe de 25 g environ, en forme de fer à cheval qui siège au niveau du cou, en avant de la trachée, juste en dessus du cartilage thyroïdien.
- Elle est formée de deux lobes latéraux réunis par un pont appelé isthme.
- À noter : le nerf récurrent, branche du nerf vague qui innerve les cordes vocales passe à proximité et peut être lésé lors des interventions chirurgicales sur la thyroïde.

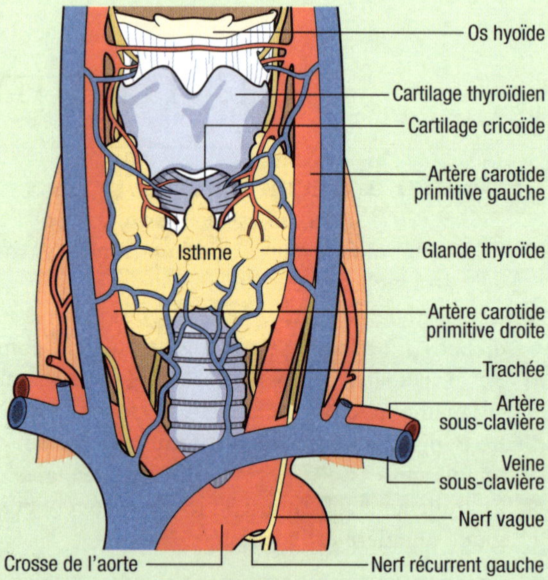

Figure 2.1 : Anatomie de la glande thyroïde.

Comprendre – Régulation du fonctionnement de la glande thyroïde

- L'hypothalamus secrète la TRH (*Thyreotropin Releasing Hormone*) qui stimule la libération de TSH (*Thyroid Stimulating Hormone*) au niveau de l'hypophyse. La TSH entraîne une augmentation de la formation et la libération d'hormones thyroïdiennes (T_3 et T_4).
- L'hypothalamus et l'hypophyse possèdent des récepteurs qui enregistrent les concentrations sanguines de T_3 et de T_4 ce qui permet d'inhiber la sécrétion de TRH et de TSH lorsque ces taux sont suffisants (rétrocontrôle négatif, voir aussi « Comprendre – L'hypothalamus, l'hypophyse et les glandes hormonales périphériques », p. 130).

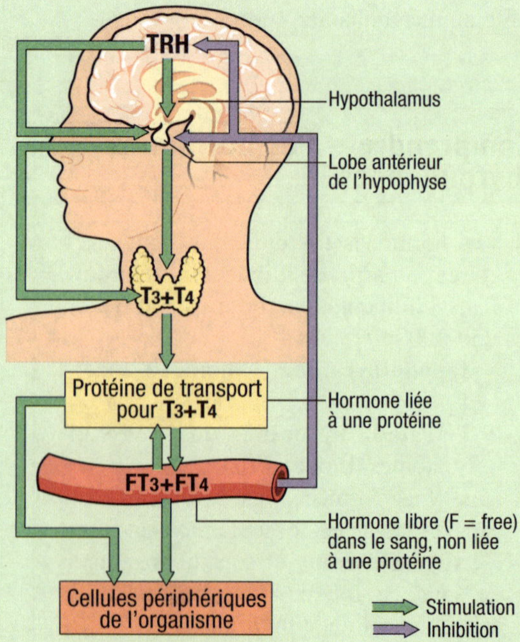

Figure 2.2 : Régulation du fonctionnement de la glande thyroïde.

Hypothyroïdie de l'adulte

Principales causes :
- Atrophie liée à l'âge.
- Thyroïdites.
- Iatrogénie :
  - Saturation en iode inhibant la sécrétion hormonale : amiodarone ou autres médicaments contenant de l'iode, sels de lithium, iode radioactif.
  - Destruction du tissu produisant les hormones : thyroïdectomie, radiothérapie.
- Carence en iode.
- Atteinte hypothalamo-hypophysaire.

Hypothyroïdie congénitale

Principales causes :
- Absence totale de thyroïde.
- Développement d'une thyroïde en position anormale (ectopique), en général au niveau de la base de la langue.
- Trouble de la synthèse des hormones thyroïdiennes.

ÉPIDÉMIOLOGIE

Hypothyroïdie de l'adulte

- La forme frustre touche 3 % des hommes, 7,5 % des femmes et jusqu'à 10 % de la population âgée.
- Elle se rencontre préférentiellement chez la femme de plus de 40 ans avec une augmentation nette après 75 ans.

Hypothyroïdie congénitale

- C'est la plus fréquente des maladies endocriniennes congénitales touchant 1/3 000 à 4 000 enfants.
- Le dépistage systématique à la naissance depuis la fin des années soixante-dix a fait disparaître les formes classiques de découverte tardive : retard psychomoteur avec nanisme (« crétinisme » hypothyroïdien).

Cas particulier de l'hypothyroïdie néonatale

- Dépistage systématique : au 3e jour de vie par dosage de la TSH sur du sang séché (papier buvard envoyé dans des laboratoires spécialisés).
- Des faux négatifs (enfants déclarés normaux) restent possibles et imposent un dosage des hormones thyroïdiennes chez tout enfant présentant une petite taille.
- La surveillance porte sur la courbe de poids et de taille, le développement psychomoteur, le comportement et les acquisitions scolaires.

SIGNES ET SYMPTÔMES

Hypothyroïdie de l'adulte

Les signes de l'hypothyroïdie sont globalement en rapport avec un **ralentissement du métabolisme** (plus ou moins marqués d'un sujet à l'autre) :
- Bouffissure du visage, des mains et des pieds (**myxœdème**) entraînant une prise de poids; macroglossie (langue augmentée de volume).
- Peau sèche et rêche, raréfaction des cheveux et ongles cassants.
- Ralentissement psychique et moteur avec une asthénie physique, intellectuelle et sexuelle.
- Faiblesse musculaire et crampes.
- Hypoventilation et dyspnée d'effort.
- Bradycardie et parfois épanchement pleural.
- Anorexie et constipation.
- Frilosité et hypothermie modérée.
- Voix rauque, hypoacousie.
- Palpation de la thyroïde : en général, examen négatif; parfois goitre douloureux.

ATTENTION : formes frustres fréquentes avec uniquement des trous de mémoire, des difficultés de concentration, des crampes dans les mains.

Hypothyroïdie congénitale

Aujourd'hui, les signes de découverte sont une petite taille avec un retard de maturation osseuse, une obésité, un ralentissement des acquisitions, des difficultés scolaires.

INVESTIGATIONS

Examens généraux

- Numération-formule sanguine (NFS) : modification possible en cas de thyroïdite.
- Vitesse de sédimentation (VS) : accélération en cas de thyroïdite.
- Cholestérol total : augmentation (en particulier du LDL-cholestérol).
- Créatine phosphokinase : diminution.
- ECG : recherche de troubles du rythme (bradycardie…).
- Radiographie de thorax : taille du cœur, recherche d'un épanchement péricardique.

Examens diagnostiques

- **T_4 (et T_3) ou FT_4 (et FT_3)** : taux bas ; **TSH** : taux élevé (le dosage de la T_3 n'est indiqué que dans certains cas particuliers car elle n'est formée que pour une petite part dans la glande thyroïde et la majorité provient de la dégradation périphérique de la T_4).
- Parfois test à la TRH (*Thyrotropin Releasing Hormone*) : en cas d'hypothyroïdie l'injection de TRH entraîne normalement une augmentation massive du taux de TSH.

Examens étiologiques

- **Échographie** : appréciation de l'aspect de la glande thyroïde :
  - Homogène : surcharge en iode.
  - Hétérogène : thyroïdite.
- Recherche d'**anticorps antithyroïdiens** orientant vers une thyroïdite auto-immune : anticorps antithyroglobuline, anticorps antithyroperoxydase (anti-TPO), plus rarement anticorps anti-récepteurs à la TSH.
- Scintigraphie thyroïdienne (utilisation d'iode ou de technétium radioactif) : peu d'intérêt sauf si suspicion de thyroïde ectopique (en position anormale).

ÉVOLUTION, COMPLICATIONS, PRONOSTIC

- Sous traitement, le pronostic est excellent.
- Dans les formes à dépistage tardif de l'enfant, le retard de croissance ne se comble pas totalement et des difficultés psychologiques peuvent persister.
- La complication la plus grave, mais rare, est le **coma myxœdémateux** avec un taux de mortalité de 50 %.

Urgence – Coma myxœdémateux

C'est le **tableau des « hypo- »** qui traduit le ralentissement du métabolisme :

- Coma calme **hypotonique** (parfois crises convulsives).
- **Hypothermie.**
- Bradycardie avec **hypotension.**
- Bradypnée avec **hypoventilation** alvéolaire.
- Peau froide, sèche, infiltrée.
- **Hyponatrémie.**
- Anémie.

En l'absence de traitement = évolution constante vers la mort.
Le diagnostic est clinique = il ne faut pas attendre les résultats biologiques pour traiter le patient → apport d'hormones thyroïdiennes par voie orale ou intraveineuse.

- Les autres complications sont cardiaques : insuffisance coronaire, péricardite, insuffisance cardiaque.

THÉRAPEUTIQUE

Traitement médicamenteux

- Apport d'hormones de synthèse de substitution avec l'hormone naturelle : L-Thyroxine® (100-200 µg/j).
- Dose progressive chez les patients âgés, notamment chez ceux présentant une pathologie coronarienne.
- Le traitement substitutif est à vie. Le patient doit être informé de l'intérêt d'une bonne observance ainsi que des signes de sous- ou de surdosage.

Soins – Surveiller le patient traité pour une hypothyroïdie à la phase initiale du traitement

Observer l'évolution clinique de reprise du métabolisme et prendre en compte le ressenti du patient :

- Évolution de la courbe de poids, perte de poids : réduction de l'œdème du visage et des extrémités, diminution du volume de la langue.
- Reprise de l'appétit et du transit intestinal.
- Reprise d'activités physiques : disparition des crampes musculaires, de l'asthénie, moins de somnolence, de ralentissement moteur.
- Réinvestissement psychique : motivation, intérêt porté à l'environnement, évocation de souhaits, de désirs, concentration, libido.
- Réduction de la sécheresse de la peau et des cheveux.
- Disparition de la frilosité.

Réaliser les prélèvements relatifs aux contrôles biologiques, aux mêmes horaires le matin :

- Dosage régulier des hormones thyroïdiennes (patient non à jeun) :
  - TSH : le critère essentiel d'efficacité thérapeutique est la normalisation du taux.
  - T_3 et T_4 : normalisation des taux.
- Contrôles de la NFS, du LDL-cholestérol, des CPK.
- Si le patient est sous AVK, surveillance de l'INR : effet plus important des AVK (potentialisation par les hormones thyroïdiennes de substitution), nécessité d'adapter les doses et de contrôler l'hémostase.

Contribuer au dépistage des complications cardiaques et particulièrement chez le patient coronarien **:**

- Mesure de la fréquence cardiaque, enregistrement ECG.
- Mesure de la fréquence respiratoire, recherche d'une dyspnée à l'effort.
- Faire signaler par le patient toute douleur thoracique : **douleur angineuse** = douleur rétrosternale, oppressante, constrictive, pouvant irradier (dans le bras gauche, droit, le cou, la mâchoire, l'épigastre) et durer de quelques secondes à plusieurs minutes.

Observer et signaler les signes cliniques de surdosage éventuel, en particulier chez la personne âgée **:**

- Cutanés : aspect de la peau chaude, humide, œdémateuse.
- Cardiaques : tachycardie, crise d'angor.
- Neurologiques : excitabilité, insomnie, céphalées.
- Digestifs : soif, diarrhée, amaigrissement.
- Thermorégulation : élévation de la température, sueurs.

Informations pharmacologiques

Hormones thyroïdiennes

Propriétés – Mécanismes d'action

L'hormone active est la T_3, mais l'hormone apportée par le traitement est souvent la T_4 qui a une durée de vie plus longue et qui est convertie en T_3 dans les cellules.

Contre-indications

- Cardiopathies décompensées (troubles du rythme cardiaque, angor…).
- Hyperthyroïdies.

Effets secondaires – Surveillance
- Possibilité d'aggravation d'une cardiopathie.
- Apparition de signe de surdosage (hyperthyroïdie = insomnie, irritabilité, céphalées, tachycardie, fièvre, sueurs, amaigrissement, diarrhée) → arrêt du traitement.

Conseils pratiques
ATTENTION : potentialisation des AVK.

Produits disponibles
Lévothyroxine ou L-T4 (L-Thyroxine Roche®, Lévothyrox®).
Liothyronine ou L-T3 (Cynomel®).
Lévothyroxine + liothyronine (Euthyral®).

Nom commercial	Présentation	Posologie – Mode d'administration
Cynomel®	Cp 25 µg	À dose progressive en 2-3 prises par jour : 75 µg/j
Euthyral®	Cp (L-T4 = 50 µg + L-T3 = 20 µg)	À dose progressive en 1 prise le matin : 1/2 – 1 1/2 cp/j
Lévothyrox®	Cp 25, 50, 75, 100, 125, 150, 175, 200 µg	À dose progressive en 1 prise le matin à jeun : A : 25-200 µg/j E : 3-4 µg/kg/j N : 3-6 µg/kg/j
L-Thyroxine Roche®	Sol. buvable : 5 µg/goutte Cp 100 µg Amp. 200 µg/1 mL	Per os : voir Lévothyrox® IV ou IM : 100 µg/j

ÉDUCATION THÉRAPEUTIQUE (OBJECTIFS ET THÈMES)

- La planification quotidienne du traitement.
- La planification des examens biologiques de suivi.
- Le repérage des signes de sous-dosage/surdosage médicamenteux : hormones thyroïdiennes, AVK…

OBJECTIFS DES SOINS INFIRMIERS

Diagnostics infirmiers prévalents

- Fatigue
- Constipation colique
- Risque élevé d'altération de la température corporelle
- Diminution de l'irrigation tissulaire cardio-pulmonaire

Assurer l'administration du traitement et en surveiller l'efficacité :
- Planifier la prise du traitement quotidien.
- Observer l'efficacité thérapeutique : voir l'encadré p. 51 : « Soins – Surveiller le patient traité pour une hypothyroïdie à la phase initiale du traitement ».

Planifier une prise en charge évolutive, adaptée à l'évolution des signes cliniques :
- Confort et hygiène :
  - Aider le patient dans les gestes quotidiens à la phase aiguë de l'asthénie psychique et physique : encourager et rassurer sur l'évolution positive sous traitement médicamenteux de l'œdème, de l'asthénie.
  - Réchauffer l'environnement, conseiller le port de vêtements couvrants en fonction de la frilosité ressentie par le patient.
  - Réaliser des soins d'hygiène quotidienne :
    - Hydratation de la peau par crème hydratante,
    - Douches et soins des cheveux à planifier avec le patient.

  - Assurer une observation cutanée quotidienne : prévention des complications de décubitus (ischémie cutanée, troubles thromboemboliques).
- Alimentation :
  - Aider au choix d'aliments faciles à mastiquer en cas de macroglossie.
  - Conseiller une alimentation riche en fibres (légumes et fruits) et des apports hydriques pour faciliter le transit intestinal.
  - Observer l'évolution de l'appétit et la fréquence des émissions de selles.

Dépister les complications pouvant survenir :
- Mesurer les paramètres vitaux : pouls, pression artérielle, fréquence respiratoire et température afin de dépister un ralentissement majeur du métabolisme : voir l'encadré p. 50 : « Urgence – Coma myxœdémateux ».
- Surveiller l'état de conscience en s'entretenant avec le patient : toute somnolence, absence de réponse verbale ou motrice doit faire suspecter une complication et être signalée en urgence au médecin.

ÉDUCATION THÉRAPEUTIQUE

Favoriser par le patient la compréhension, l'acceptation et le suivi de son traitement au long cours :

Cette étape de la prise en charge ne peut s'engager que lorsque l'état clinique du patient devient favorable (état psychique et physique) après l'obtention de l'efficacité thérapeutique :
- **Identifier les connaissances du patient sur sa maladie et son traitement :**
  - Prendre en compte ce que le patient dit, comprend, ce qui le questionne :
    - Compréhension de sa maladie et retentissement pour lui.
    - Perception d'un traitement au long cours, motifs de rejet ou d'acceptation, habitudes dans le suivi des prescriptions, efficacité perçue, effets secondaires attendus.
    - Compréhension de la surveillance biologique liée au traitement : nature des examens et sens des résultats.
- **Soutenir le patient et son entourage dans la compréhension et l'acceptation d'un traitement à vie :**
  - Apporter les éléments d'information complémentaires en équipe en fonction des besoins identifiés.
  - Aider le patient à planifier son traitement et sa surveillance spécifique, en intégrant son mode de vie, ses habitudes, dans la perspective du retour à domicile.
  - Prévoir et anticiper avec le patient les décisions à prendre dans les situations particulières : oubli de prise, décalage horaire, voyages…
- **Développer l'autonomie du patient et de son entourage pour mettre en œuvre les conduites adaptées :**
  - Tenue d'un carnet de suivi pour la planification des examens biologiques de surveillance, le recueil des résultats et l'adaptation du traitement avec le médecin : en particulier si le patient est sous AVK ou prend d'autres traitements qui requièrent une surveillance spécifique.
  - Information des médecins, pharmaciens de la prise d'hormones thyroïdiennes en vue de prendre en compte les interactions médicamenteuses, d'adapter les dosages, d'orienter les diagnostics.
  - Perception des signes de dosage médicamenteux inadéquat : signalement des céphalées, fièvres, sueurs, diarrhée, palpitations…
  - Identification des limites au-delà desquelles le recours au médecin est indispensable.
- **S'assurer dans le temps du maintien des compétences acquises, des nouveaux besoins et des ajustements à réaliser en fonction des événements.**

2. HYPERTHYROÏDIES

L'essentiel à retenir

- La cause la plus fréquente d'hyperthyroïdie est la **maladie de Basedow** dont l'origine est auto-immune, avec la production d'anticorps dirigés contre les récepteurs de la TSH.
- Les signes d'hyperthyroïdie sont liés à une accélération du métabolisme, maximale dans la principale complication qui est la **crise aiguë thyréotoxique**.
- Les symptômes peuvent être frustres en particulier chez le sujet âgé, ce qui nécessite un bilan hormonal au moindre doute.
- La scintigraphie thyroïdienne est l'examen clef du diagnostic qui renseigne sur la morphologie et le fonctionnement de la glande thyroïde.
- Le traitement médical par antithyroïdiens de synthèse nécessite une surveillance particulière, notamment hématologique.

DÉFINITION ET CAUSES

- Hyperfonctionnement thyroïdien avec augmentation de la production des hormones thyroïdiennes dont la conséquence est la **thyrotoxicose**.
- Principales causes :
  - Maladie de Basedow.
  - Nodule toxique ou goitre multinodulaire toxique.
  - Surcharge en iode (amiodarone, produits de contraste).
  - Médicaments : interféron, sels de lithium.
  - Thyroïdite (en phase aiguë).
  - Tumeur hypophysaire (sécrétant de la TSH).

ÉPIDÉMIOLOGIE

L'hyperthyroïdie touche 1 à 2 % de la population avec une très nette prédominance féminine.

SIGNES ET SYMPTÔMES

Tous les signes de thyrotoxicose sont en rapport avec une **accélération du métabolisme** :

- Nervosité, tremblement fin, insomnie.
- Tachycardie, parfois troubles du rythme cardiaque (arythmie par fibrillation atriale).
- Peau humide, chaude et fine.
- Amaigrissement, diarrhée, boulimie.
- Soif, hypersudation, thermophobie (intolérance à la chaleur).
- Faiblesse musculaire (hypercatabolisme protidique, fonte musculaire).
- Exophtalmie (saillie du globe oculaire hors de l'orbite) en cas de maladie de Basedow.

ATTENTION : ces signes peuvent être frustres, en particulier chez le sujet âgé.

Palpation de la thyroïde :

- Augmentation globale de volume = **goitre diffus**.
- Palpation d'une grosseur : **nodule isolé**.
- Palpation de plusieurs grosseurs : **goitre multinodulaire**.

INVESTIGATIONS

Examens généraux

- Diminution du taux sanguin de cholestérol.
- Augmentation du taux sanguin de créatine phosphokinase (CPK).
- Troubles de la glycémie à jeun (hyperglycémie).
- Diminution du nombre de lymphocytes.
- ECG : recherche d'un trouble du rythme.

Examens diagnostiques

- T_3 et T_4 : taux augmentés.
- TSH : taux effondré.

Examens étiologiques

- Échographie : taille et consistance de la thyroïde, recherche de nodules.
- **Scintigraphie** à l'iode ou au technétium radioactif : la fixation de l'iode permet d'évaluer le métabolisme de la thyroïde :
  - Augmentation homogène de la fixation de l'isotope : **goitre diffus**.
  - Zone avec une fixation forte et reste de la thyroïde très effacé : **nodule « chaud »**.
  - Zone sans fixation alors que le reste de la thyroïde montre une fixation normale : **nodule « froid »**.
  - Plusieurs zones sans fixation alors que le reste de la thyroïde montre une fixation normale : **goitre multinodulaire**.
- Dosage des anticorps anti-récepteurs de la TSH : maladie de Basedow.

Soins – Préparer un patient pour une scintigraphie thyroïdienne

Conditions préalables

- La scintigraphie est formellement contre-indiquée au cours de la grossesse et de l'allaitement.
- En cas de traitement par hormones thyroïdiennes : arrêt préalable du traitement.

Avant l'examen

- **Vérifier l'absence de saturation en iode** : s'assurer de l'absence d'événements potentiellement perturbateurs dans les semaines qui précèdent la scintigraphie :
  - Prise de traitements contenant de l'iode (amiodarone) ou qui bloquent la thyroïde comme l'iode (sels de lithium).
  - Passage d'examens requérant des produits de contraste iodé : autres scintigraphies, urographies intraveineuses…
  - Soins avec utilisation de désinfectants contenant de l'iode (polyvidone iodée (Bétadine®), alcool iodé).
  - Consommation les jours qui précèdent d'aliments particulièrement riches en iode : crustacés, coquillages…
  - Utilisation de préparations de type produits de beauté ou dentifrice contenant de l'iode ou des halogénés comme le brome, le fluor, le lithium.

Informer le patient :

- Objectifs de l'examen : renseigner sur la morphologie et le fonctionnement de la glande thyroïde.
- Conditions (l'examen peut se réaliser en ambulatoire) :
  - Le patient n'a pas besoin d'être à jeun.
  - Principe d'une radiographie qui requiert une injection intra-veineuse.
  - Informer de la durée prévisible qui dépend du traceur : délai entre l'injection et la réalisation du cliché.

Après l'examen : pas de surveillance spécifique.

ÉVOLUTION, COMPLICATIONS, PRONOSTIC

- Une régression spontanée est possible (thyroïdites, prise d'iode).
- Évolution par poussées (maladie de Basedow) ou par aggravation progressive.
- Principale complication : crise aiguë thyréotoxique avec une évolution vers le coma et la mort en l'absence de traitement.
- Complications ophtalmiques dans la maladie de Basedow (voir ci-dessous).

Urgence – La crise aiguë thyréotoxique

C'est le **tableau des « hyper- »** qui traduit l'accélération du métabolisme :

- Troubles de la conscience à type d'agitation, délire, accès maniaque.
- Tremblements.
- Fièvre (parfois supérieure à 40 °C) avec sueurs profuses.
- Tachycardie avec insuffisance cardiaque à prédominance droite (œdèmes +++) et troubles du rythme (fibrillation auriculaire).
- Douleurs abdominales, diarrhée, nausées, vomissements.

En l'absence de traitement = évolution constante vers la mort.

Le diagnostic est clinique = il ne faut pas attendre les résultats biologiques pour traiter le patient → freinage en urgence de la sécrétion thyroïdienne avec des antithyroïdiens de synthèse.

MALADIE DE BASEDOW

Définition et causes

- Variété d'hyperthyroïdie due à un processus auto-immun avec la production d'anticorps dirigés contre les récepteurs de la TSH qui n'est plus sensible au taux des hormones thyroïdiennes (T_3-T_4).
- Facteurs déclenchants souvent retrouvés : stress, tension psychologique.

Épidémiologie

- Affection présente surtout chez la femme (10 femmes pour 1 homme).
- Se rencontre à tout âge, mais pic de fréquence entre 30 et 40 ans.

Signes et symptômes

Voir ci-dessus.

Goitre :

- Visible à l'œil nu.
- Palpation : aspect homogène, mobile à la déglutition, « frémissement » vasculaire (+ souffle à l'auscultation).

Signes caractéristiques :

1. **Exophtalmie endocrine** (saillie des globes oculaires hors de l'orbite)
   - Due à une inflammation des tissus graisseux et à un œdème des muscles situés en arrière de l'œil.
   - Aspect de regard « tragique » : éclat et fixité du regard.
   - Rétraction de la paupière supérieure.
2. **Myxœdème prétibial** : gonflement bleu rouge avec un aspect en peau d'orange de la région prétibiale.

Investigations

- Taux habituellement élevé des anticorps anti-récepteurs de la TSH (également des anticorps anti-TPO et anti-thyroglobuline).
- Scintigraphie : examen montrant une augmentation de la fixation de l'iode avec d'éventuels nodules « froids » (mais pas forcément nécessaire devant un tableau clinique typique).

Évolution, complications, pronostic

- Voir crise aiguë thyréotoxique.
- Complications cardiaques :
  - Troubles du rythme (arythmie par fibrillation atriale).
  - Insuffisance cardiaque : dyspnée pouvant aller jusqu'à l'œdème aigu du poumon.

- Complications oculaires :
  - Kératite (inflammation de la cornée).
  - Paralysies oculomotrices.
- Complications psychiques : épisode d'agitation spectaculaire.

→ L'ensemble de ces complications régressent avec le traitement (sauf parfois l'exophtalmie qui peut nécessiter un geste chirurgical).

Thérapeutique

Traitement général

- Repos, sédatifs (benzodiazépines), nourriture riche en vitamines, protéines et à haute valeur calorique.
- Bêtabloquants = blocage de l'accélération du métabolisme (réduction de la tachycardie) : par ex. propranolol (par ex. Avlocardyl®) à la dose de 40 à 120 mg/j.

Freinage thyroïdien médical

Antithyroïdiens de synthèse

- Utilisés par voie orale avec une dose d'attaque puis une dose d'entretien.
- Surveillance hématologique : voir ci-dessous.
- Bilan thyroïdien régulier (4 à 6 semaines après le début du traitement, puis tous les 3 mois).

Informations pharmacologiques sur les antithyroïdiens de synthèse

Propriétés – Mécanismes d'action

Blocage de la synthèse et de la sécrétion des hormones thyroïdiennes.

Contre-indications

- Allergie au produit.
- Hépatite.

Effets secondaires – Surveillance

- Toxicité hématologique : leucopénie, agranulocytose (rare mais sévère, en particulier en cas de fièvre ou d'angine).

→ Surveillance de la NFS (hebdomadaire pendant 3 mois puis tous les mois) : arrêt du traitement si granulocytes neutrophiles < 1 800/mm³.

→ En cas de fièvre ou d'angine : traitement en urgence.

- Réactions allergiques : éruption cutanée, prurit, fièvre → arrêt du produit et essai avec un autre.
- Hépatite.

Produits disponibles

Propylthiouracile (disponible auprès de la pharmacie centrale des hôpitaux).
Méthylthiouracile (Basdène®).
Carbimazole (Néomercazole®).

Destruction thyroïdienne

1. Thyroïdectomie chirurgicale

- Préparation indispensable avec des antithyroïdiens de synthèse, sinon risque de crise aiguë thyréotoxique. En cas de contre-indications aux antithyroïdiens de synthèse, utilisation de préparation à base d'iode comme le Lugol.
- Traitement efficace avec peu de récidive.
- Risque d'hypothyroïdie séquellaire dans environ 10 % des cas.

2. Iode radioactif

- Alternative à la chirurgie (utilisé en général chez les personnes de plus de 40 ans).
- Efficace en 2 à 3 semaines.
- Risque d'aggravation de l'hyperthyroïdie dans les suites immédiates de l'administration nécessitant un éventuel traitement associé par les antithyroïdiens de synthèse.
- Risque d'hypothyroïdie séquellaire.

AUTRES FORMES D'HYPERTHYROÏDIE

- Nodule toxique et goitre multinodulaire toxique (voir ci-dessous).
- Thyroïdites (voir ci-dessous).
- **Surcharge iodée** :
  - Dans un premier temps l'iode est capté par la glande puis se produit une perte de

contrôle de la régulation de la production des hormones thyroïdiennes.
- La scintigraphie thyroïdienne est inutile dans ce cas car la glande est saturée en iode.
- Investigations : augmentation du taux d'iode sanguin.
- Thérapeutique : surveillance et arrêt des apports iodés. Dans les formes sévères, association d'antithyroïdiens de synthèse et de corticoïdes (action par blocage de la transformation en périphérie de la T_3 en T_4 active).

– **Tumeur hypophysaire** : exérèse chirurgicale.

Soins – Assurer la surveillance d'un patient traité pour une hyperthyroïdie

Traitement général

- Mettre le patient au repos et administrer en complément sur prescription médicale des sédatifs de type benzodiazépines.
- Assurer une réhydratation et une alimentation riche en vitamines, protéines et à haute valeur calorique.
- Administrer sur prescription médicale le traitement par bêtabloquants qui a pour objectif de réduire la tachycardie et par conséquent de normaliser les signes observés :
  - Éléments de surveillance : pression artérielle (risque d'hypotension), pouls (risque de bradycardie), glycémie.
  - Effets indésirables : troubles du rythme, asthénie, éruptions cutanées, crises d'asthme, syndrome de Raynaud, masque les signes d'hypoglycémies, risques de vertiges.

Freinage thyroïdien médical

- Administrer sur prescription médicale les antithyroïdiens de synthèse :
  - Par voie orale avec une dose d'attaque puis une dose d'entretien.
  - Éléments de surveillance clinique :
    - Régression des signes cliniques : cardiaques, psychiques, oculaires, digestifs.
    - Réactions allergiques : éruption cutanée, prurit, fièvre à signaler en urgence et nécessitant l'arrêt du traitement.
    - En cas de fièvre ou d'infection ORL : traitement symptomatique en urgence.
- Planifier les examens sanguins de surveillance :
  - Bilan thyroïdien régulier : 4 à 6 semaines après le début du traitement, puis tous les 3 mois → signes de surdosage : signes d'hypothyroïdie, élévation de la TSH et augmentation de volume du goitre.
  - Surveillance de la NFS en raison de la toxicité hématologique (agranulocytose) :
    - Hebdomadaire puis mensuelle.
    - En particulier en cas de signes d'alerte, tels que fièvre ou infection ORL.

Objectifs des Soins Infirmiers

Diagnostics infirmiers prévalents

- Fatigue
- Atteinte à l'intégrité de la peau
- Risques élevés d'altération de la température corporelle
- Déficit nutritionnel
- Perturbation de l'image corporelle

Assurer la surveillance d'un patient présentant une hyperthyroïdie et adapter la prise en charge à l'évolution des signes cliniques :

- Assurer une surveillance des paramètres vitaux :
  - Mesurer le pouls et la pression artérielle afin de dépister des troubles du rythme.
  - Mesurer la température : voir la surveillance du patient traité ci-dessous.
- Aider le patient pour les soins de confort et d'hygiène quotidienne :
  - Apporter une aide pour la toilette, les repas, installer le patient en fonction de ses souhaits.
  - Observer l'état cutané et les muqueuses :
    - Peau chaude, rouge : signaler en urgence un prurit, une éruption cutanée (voir la surveillance du patient traité ci-dessous).
    - Gonflement bleu-rouge en peau d'orange au niveau de la région pré-tibiale.
    - Interroger le patient sur une douleur pharyngée, gorge rouge : à signaler (voir la surveillance du patient traité ci-dessous).
  - Dépister les troubles de la thermorégulation en faisant préciser par le patient :
    - Une intolérance à la chaleur : adapter la température de la chambre.
    - Des épisodes de sueurs : adapter la fréquence des changes de literie et de vêtements.
- Surveiller l'alimentation et prévenir la déshydratation :
  - Peser le patient et observer en parallèle les caractéristiques de l'appétit et des quantités alimentaires consommées.
  - Conseiller dans les choix alimentaires : veiller à des apports caloriques et protidiques suffisants (appétit conservé en général et perte des masses musculaires et graisseuses).
  - Noter les épisodes de diarrhée.
  - Encourager une bonne hydratation : mettre à disposition des boissons en quantité suffisante afin de prévenir un risque de déshydratation.
- Favoriser la participation du patient à ses soins en fonction de l'évolution de son état psychique, de sa nervosité, de ses tremblements, de sa faiblesse musculaire :
  - Identifier l'impact pour le patient de la perception de son image corporelle, notamment en cas de goitre, d'exophtalmie.
  - Apporter un soutien, rassurer sur l'évolution des signes sous traitement, en cohérence avec les informations médicales.
- Assurer une installation au calme et favorable au repos, réduire les situations de stress dans l'environnement :
  - Interroger le patient sur la qualité de son sommeil et son ressenti (survenue de palpitations, tension, nervosité...).
  - Observer l'évolution de l'humeur.
  - Vérifier l'occlusion des paupières et prévoir des larmes artificielles si besoin, ainsi que des collyres (sur prescription médicale) afin de prévenir une kératite.

Contribuer à la réalisation des examens complémentaires permettant le diagnostic d'une hyperthyroïdie :

- Réaliser les prélèvements sanguins :
  - Dosages des T_3 et T_4 (augmentés) et TSH (abaissée).
  - Recherche d'une augmentation du cholestérol et de la créatine phosphokinase (CPK).
  - Recherche des troubles de la glycémie à jeun.
- Réaliser les ECG afin de mettre en évidence des troubles du rythme.
- Assurer la préparation du patient pour une scintigraphie thyroïdienne : voir l'encadré p. 55 « Soins – Préparer un patient pour une scintigraphie thyroïdienne ».

Assurer l'administration du traitement et en surveiller l'efficacité et les effets indésirables :

- Voir l'encadré p. 58 « Soins – Assurer la surveillance d'un patient traité pour une hyperthyroïdie ».
- Repérer les signes d'efficacité : reprise de poids, stabilité de l'humeur, réduction de la

tachycardie, de la soif, des tremblements, des sueurs.

Dépister les complications pouvant survenir :

- Voir l'encadré p. 56 « Urgence – La crise aiguë thyréotoxique ».

Favoriser la continuité de la prise médicamenteuse et de la surveillance au long cours par le patient afin de contrôler et favoriser l'efficacité thérapeutique :

- Faire identifier par le patient la composition de son traitement, notamment en cas d'associations : bêtabloquants, antithyroïdiens de synthèse…
- L'aider à planifier les prises dans sa vie quotidienne afin de réduire les risques d'oubli.
- L'aider à s'approprier et planifier la surveillance biologique.
- Faire identifier par le patient et son entourage les signes d'efficacité thérapeutique et les signes d'alerte : voir ci-dessus.
- Envisager la conduite à tenir, les personnes à consulter : en cas de fièvre, d'infection ORL, de signes d'accélération ou de ralentissement du métabolisme cardiaque, digestif…

3. THYROÏDITES

L'essentiel à retenir

- La thyroïdite d'Hashimoto est d'origine auto-immune alors que celle de De Quervain est d'origine virale.
- Dans les deux cas, le signe clinique essentiel est la présence d'un goitre.
- En fonction de la phase d'évolution et de la gravité de l'atteinte, le tableau peut être celui d'une hyper- ou d'une hypothyroïdie.

Comprendre – Hyperthyroïdie ou hypothyroïdie dans les thyroïdites

- Les thyroïdites sont liées à une inflammation de la glande thyroïde qui entraîne un retentissement sur son fonctionnement à l'origine d'une hyper- ou d'une hypothyroïdie.
- Hyperthyroïdie : l'inflammation est à l'origine d'une tuméfaction avec un hyperfonctionnement de la glande ou d'une destruction des cellules avec libération dans le sang des stocks d'hormones thyroïdiennes.
- Hypothyroïdie : l'inflammation est liée à une réaction auto-immune avec formation d'anticorps qui détruisent le tissu fonctionnel thyroïdien avec diminution de la production hormonale.
- Ces deux mécanismes peuvent être intriqués et se succéder, d'où la possibilité de phases d'hyper- et d'hypothyroïdie.

THYROÏDITE DE HASHIMOTO

Définition et causes

Inflammation chronique de la thyroïde d'origine auto-immune.

Épidémiologie

Elle touche 10 fois plus souvent les femmes que les hommes.

Signes et symptômes

- Goitre de volume moyen, indolore, ferme, parfois bosselé.
- Parfois hyperthyroïdie ou hypothyroïdie : voir ci-dessus.

Investigations

- Initialement, le bilan thyroïdien est normal mais une hyperthyroïdie est possible et l'hypothyroïdie ne s'installe que plus tard.
- Titres d'anticorps antithyroïdiens élevés (antithyroglobuline et anti-TPO).

Évolution, complications, pronostic

- Évolution secondaire très fréquente vers l'hypothyroïdie.
- Risque de tumeur maligne de la thyroïde plus élevé.

Thérapeutique

- Traitement initial de l'éventuelle hyperthyroïdie par des antithyroïdiens de synthèse (voir p. 57).

– À la phase d'hypothyroïdie : traitement hormonal thyroïdien substitutif à vie (voir p. 50).

THYROÏDITE SUBAIGUË DE DE QUERVAIN

Définition et causes

Inflammation de la thyroïde probablement d'origine virale (succède souvent à une infection ORL).

Signes et symptômes

– Douleur cervicale avec une augmentation de volume de la glande = goitre douloureux.
– Fièvre à 38-39 °C.

Investigations

– Signe d'inflammation : vitesse de sédimentation élevée.
– Initialement signes d'hyperthyroïdie : FT_4 augmentée et TSH basse.
– Scintigraphie « blanche » : absence de fixation d'iode.

Évolution, complications, pronostic

Après une phase initiale d'hyperthyroïdie, l'évolution est spontanément résolutive en quelques mois avec parfois une légère hypothyroïdie transitoire.

Thérapeutique

– Forme simple : aspirine et anti-inflammatoires non stéroïdiens.
– Forme sévère : corticoïdes.

4. GOITRES

L'essentiel à retenir

- Le goitre simple, dû le plus souvent à une carence en iode, a fortement régressé en France depuis l'utilisation de sel iodé (mesure nationale de santé publique mise en œuvre en France en 1952).
- Le tableau est le plus souvent celui d'une euthyroïdie (fonctionnement normal de la thyroïde) qui ne nécessite qu'une simple surveillance.
- Les principales complications sont les compressions des structures de voisinage (trachée, œsophage, cordes vocales) et la transformation en goitre multinodulaire toxique.
- L'éducation du patient à l'autosurveillance de son goitre est essentielle.

GOITRE SIMPLE

Définition et causes

- Augmentation diffuse de volume de la thyroïde par augmentation du nombre de cellules thyroïdiennes sans signe d'hypo- ou d'hyperthyroïdie (euthyroïdie).
- Causes :
  - Le plus souvent dû à une **carence en iode** : l'utilisation de sel iodé a fait disparaître le goitre endémique par carence en iode en France (Alpes et Massif Central) mais il reste présent dans de nombreuses régions du monde.
  - Facteur familial.
  - Certains médicaments (voir « Hypothyroïdie », notamment amiodarone, lithium…).

Épidémiologie

- Plus fréquent chez le sujet âgé avec une très nette prédominance féminine.
- Certaines périodes sont prédisposantes : puberté, grossesse, ménopause.

Signes et symptômes

- Inspection : augmentation plus ou moins visible du volume de la thyroïde.
- Palpation : aspect homogène et sensation élastique, absence de nodule, indolore, pas de souffle.
- En général asymptomatique.

Investigations

- Bilan hormonal normal.
- Échographie : évaluation de la taille et recherche de nodules qui pourront éventuellement être ponctionnés (voir ci-dessous).
- Scanner : indiqué en cas de goitre plongeant.

Évolution, complications, pronostic

- Tendance à augmenter de volume, à devenir hétérogène avec l'apparition de nodules.
- Possibilité de compression des structures de voisinage : troubles respiratoires (dyspnée), digestifs (dysphagie) ou de la voix (dysphonie).
- Possibilité d'hyperthyroïdie : goitre multinodulaire toxique (voir ci-dessous).

Thérapeutique

- Si goitre stable et de petit volume : pas de traitement, simple surveillance.
- Dans les autres cas : hormonothérapie thyroïdienne avec de la L-thyroxine (voir « Hypothyroïdie »).
- Si compression : chirurgie.

Soins – Autosurveillance du goitre par le patient

Des pratiques d'autosurveillance sont enseignées au patient :

- Volume du goitre : se regarder dans la glace de profil avec la tête haute.
- Gêne esthétique ou fonctionnelle (difficultés pour avaler...).

GOITRE MULTINODULAIRE TOXIQUE

Définition et causes

- Coexistence de zones hyperfonctionnelles et de zones non fonctionnelles au niveau du tissu thyroïdien.
- Survenue fréquente par évolution d'un goitre endémique.

Épidémiologie

- Représente 7 % des hyperthyroïdies.
- Prédominance féminine (9 femmes pour 1 homme).
- Âge préférentiel : 60-70 ans.

Signes et symptômes

- Ceux de l'hyperthyroïdie (voir « Hyperthyroïdie »).
- Pas de signes oculaires.

Investigations – Évolution, complications, pronostic

Voir « Hyperthyroïdie ».

Thérapeutique

- Sujet jeune : exérèse chirurgicale après freinage par les antithyroïdiens de synthèse.
- Sujet âgé : iode radioactif (évite les complications opératoires).

5. NODULES THYROÏDIENS

L'essentiel à retenir

- Des nodules sont palpables chez 2 à 4 % des individus.
- Dans plus de 9 cas sur 10, il s'agit d'un nodule bénin (kyste ou adénome), mais il faut toujours craindre un cancer.
- Les examens essentiels sont l'échographie et la **ponction à l'aiguille** pour analyse cytologique.
- Le nodule toxique avec hyperthyroïdie doit être traité par exérèse chirurgicale ou iode radioactif.

DÉFINITION ET CAUSES

- Tuméfaction localisée et arrondie du corps de la thyroïde.
- Unique : kyste ou adénome (bénin dans 95 % des cas).
- Multiple : voir « Goitre multinodulaire toxique », p. 64.

ÉPIDÉMIOLOGIE

- Nodules palpables (> 8 mm) présents chez 2 à 4 % des individus.
- Nodules > 2 mm chez 30 à 50 % de la population.

SIGNES ET SYMPTÔMES

- La découverte est le plus souvent fortuite.
- Parfois existence de signes de compression (troubles respiratoires, digestifs ou de la parole) ou de signes évocateurs d'un cancer (flush à l'ingestion d'alcool, diarrhée...).
- Recherche d'adénopathies locorégionales.

INVESTIGATIONS

- Hormones thyroïdiennes avec TSH.
- Dosage de la calcitonine :
  - Hormone de régulation du calcium sécrétée par les cellules C de la glande thyroïde.
  - Taux élevé dans les cancers de la thyroïde à cellules C.
  - Parfois nécessité d'une stimulation par le test à la pentagastrine.
- **Échographie** (éventuellement avec Doppler pulsé ou couleur pour préciser la vascularisation du parenchyme et des nodules) :
  - Précision sur l'aspect liquide (kyste) ou solide (adénome ou cancer).
  - Taille et position du nodule.
- **Ponction à l'aiguille** (éventuellement dirigée sous échographie) : examen clef car permet une analyse cytologique pour déterminer le caractère bénin ou malin du nodule.
- Parfois scintigraphie : analyse de la fixation au niveau du (des) nodule(s).

ÉVOLUTION, COMPLICATIONS, PRONOSTIC

- Principal risque : cancer (évolution cancéreuse plus fréquente chez les hommes, les sujets âgés et les enfants ainsi que les patients irradiés au niveau cervical dans leur enfance).
- Complications :
  - Hyperthyroïdie : nodule toxique et goitre multinodulaire toxique (voir p. 64).
  - Compression des structures de voisinage.

THÉRAPEUTIQUE

- Dans certains cas (nodules de petite taille sans complications) : simple surveillance clinique et échographique.
- Kyste : ponction évacuatrice.
- Adénome bénin : exérèse si taille > 2 cm.
- Nodule toxique : chirurgie (ou iode radioactif chez le sujet âgé).

6. CANCERS DE LA THYROÏDE

L'essentiel à retenir

- 10 % des nodules thyroïdiens sont cancéreux.
- Les caractéristiques d'un nodule cancéreux à la palpation sont une consistance dure, irrégulière, une mauvaise délimitation et une adhérence aux structures de voisinage, ainsi que la présence d'adénopathies locorégionales.
- Les examens diagnostiques essentiels sont l'échographie et la **ponction à l'aiguille** pour l'analyse cytologique.
- Le traitement consiste en une **exérèse chirurgicale complétée par l'administration d'iode radioactif**.
- Le pronostic est bon sauf en cas de cancer anaplasique (10 % des cas) où l'évolution est rapidement mortelle malgré le traitement.

DÉFINITION ET CAUSES

- Tumeur maligne de la thyroïde dont les principaux facteurs de risque sont la carence en iode et les radiations ionisantes.
- Formes
  - Épithélioma différencié (80-90 % des cas) : la plus fréquente.
  - Cancer médullaire (10 % des cas) : plus rare et héréditaire dans 30 % des cas (NEM II = néoplasie endocrine multiple de type II ou syndrome de Sipple associant cancer médullaire de la thyroïde, phéochromocytome et hyperparathyroïdie).
  - Cancer anaplasique (10 % des cas).

ÉPIDÉMIOLOGIE

- Nodules thyroïdiens chez 2 à 4 % de la population : 10 % d'entre eux sont des cancers.
- Cancer 2 à 3 fois plus fréquent chez la femme que chez l'homme.
- En présence d'un nodule, le risque de malignité est plus important chez l'enfant et l'adulte de plus de 60 ans.

SIGNES ET SYMPTÔMES

- **Inspection** : tuméfaction cervicale d'apparition récente.
- **Palpation** : nodule de consistance dure, irrégulière, mal limité, adhérent aux structures de voisinage avec souvent des ganglions cervicaux.
- **Signes de compression** : troubles respiratoires (dyspnée), digestifs (dysphagie) ou de la voix (dysphonie), parfois accompagnés de douleurs.

INVESTIGATIONS

- Échographie et ponction à l'aiguille (voir p. 65).
- Examen anatomopathologique en peropératoire.
- Dosage de la calcitonine et de l'antigène carcino-embryonnaire (ACE) : leur présence oriente vers un cancer médullaire.

ÉVOLUTION, COMPLICATIONS, PRONOSTIC

- Pronostic : 80 à 90 % de survie à 5 ans dans la plupart des formes sans métastases (dans ce cas chute à 50 %).
- Métastases : essentiellement pulmonaires et osseuses.
- Carcinome anaplasique : très mauvais pronostic avec évolution foudroyante.

THÉRAPEUTIQUE

- Exérèse chirurgicale de la thyroïde associée à de l'iode radioactif (destruction du tissu résiduel et des métastases à distance fixant l'iode).
- Prévention des rechutes (parfois très tardives) : traitement substitutif par L-thyroxine (efficacité mesurée par un taux bas de TSH) et une surveillance prolongée.
- Dépistage génétique dans les formes familiales : possibilité de traiter précocement les sujets à risque.

Soins – Rassurer le patient en cas de cancer de la thyroïde différencié

Favoriser par le patient l'appropriation des informations médicales le concernant :

- Faire préciser par le patient ce qu'il a ressenti à l'annonce du diagnostic.
- Identifier avec lui ce qu'il a compris, les liens qu'il a pu faire : avec d'autres maladies, d'autres personnes atteintes de cancer ou de maladies de la thyroïde.
- Faciliter la formulation de questions par le patient et son entourage : mettre le patient en contact avec les professionnels pouvant lui apporter des réponses, une aide.
- Apporter les éléments d'informations complémentaires en cohérence avec les informations médicales transmises précédemment au patient.
- Soutenir et rassurer le patient et son entourage sur l'évolution favorable.
- Accompagner dans la préparation psychologique à l'intervention : compréhension, acceptation, maintien de projets au-delà de l'intervention chirurgicale…

Auto-évaluation : Vrai ou Faux

1. Les hormones thyroïdiennes assurent une stimulation générale du métabolisme.
2. En cas d'hypothyroïdie, le taux de TSH est bas.
3. En cas d'hypothyroïdie, les patients présentent une grande nervosité, des insomnies, des céphalées.
4. Le traitement de l'hypothyroïdie permanente repose sur la prise d'hormones thyroïdiennes à vie.
5. Il faut surveiller la fonction cardiaque des patients diagnostiqués et traités pour une hypothyroïdie.
6. Parmi les signes de l'hyperthyroïdie, on retrouve la soif.
7. La maladie de Basedow touche davantage les femmes.
8. Le processus auto-immun en cause dans la maladie de Basedow bloque le mécanisme de régulation de la production des hormones thyroïdiennes.
9. Une patiente traitée pour sa maladie de Basedow par des antithyroïdiens de synthèse présente une température à 40 °C, il faut arrêter immédiatement son traitement.
10. La surveillance d'un traitement par antithyroïdiens de synthèse comprend une NFS.
11. Les thyroïdites sont toutes d'origine virale.
12. Une douleur cervicale peut être en rapport avec une thyroïdite.
13. Une dyspnée peut se manifester en cas de tumeur thyroïdienne.
14. Le traitement des cancers de la thyroïde est chirurgical.
15. 90 % des nodules thyroïdiens ont un caractère bénin.

Réponses

1. **Vrai** : une hyposécrétion d'hormones thyroïdiennes ralentit l'ensemble du métabolisme : circulation, thermorégulation, tissu nerveux, tube digestif, glucides, lipides et protéines (de même que l'hypersécrétion accélère l'ensemble du métabolisme).
2. **Faux** : en cas d'hypothyroïdie le taux de TSH est très élevé en raison de l'abaissement des concentrations en T_3, T_4 dont les récepteurs de l'hypophyse et de l'hypothalamus sont informés; ces derniers stimulent, par rétrocontrôle, la sécrétion de TSH.
3. **Faux** : ces signes sont ceux d'un surdosage en hormones thyroïdiennes de substitution ou d'une hyperthyroïdie; au contraire en cas d'hypothyroïdie, les patients présentent une grande asthénie.
4. **Vrai** : on parle alors de traitement de substitution.
5. **Vrai** : le ralentissement du métabolisme dû à l'hypothyroïdie touche la fonction cardiaque (bradycardie) et le traitement de substitution (en cas de surdosage) expose à des tachycardies, des crises d'angor, des troubles du rythme, à la survenue d'infarctus myocardique.
6. **Vrai** : les autres signes tels que diarrhée, sueurs amènent à veiller à des apports hydriques suffisants afin de prévenir un risque de déshydratation.
7. **Vrai** : la prédominance est de 10 femmes pour 1 homme.
8. **Vrai** : ce processus déclenche la production d'anticorps dirigés contre les récepteurs de la TSH qui n'est plus sensible au taux d'hormones thyroïdiennes (T_3-T_4).
9. **Vrai** : dans ce contexte une infection peut être très grave car un des effets secondaires possibles des antithyroïdiens de synthèse est une toxicité hématologique avec une baisse des défenses de l'organisme.
10. **Vrai** : en raison de la toxicité hématologique qui peut entraîner une agranulocytose.
11. **Faux** : certaines thyroïdites (thyroïdite d'Hashimoto) sont d'origine auto-immunes.
12. **Vrai** : notamment dans les thyroïdites d'origine infectieuse. Ces thyroïdites peuvent être accompagnées de fièvre.
13. **Vrai** : la dyspnée dans ce cas est un signe de compression des structures cervicales par la tumeur. Les autres signes de compression sont la dysphagie et la dysphonie.
14. **Vrai** : il faut réaliser une exérèse de la glande thyroïde, associée à un traitement par iode radioactif.
15. **Vrai** : ce sont les épithéliomas différenciés.

MALADIES DES GLANDES PARATHYROÏDES

1. HYPERPARATHYROÏDIES

L'essentiel à retenir

- L'hyperparathyroïdie est liée à une **production excessive de parathormone** (PTH) par les glandes parathyroïdes.
- La principale conséquence est une **hypercalcémie** (avec hypercalciurie).
- La cause la plus fréquente est un adénome parathyroïdien.
- L'hyperparathyroïdie est le plus souvent asymptomatique et son principal mode de révélation est la colique néphrétique due à une **lithiase urinaire**.
- La principale complication est l'hypercalcémie aiguë dont la gravité est liée aux troubles du rythme cardiaque qu'elle peut générer.
- Le traitement est essentiellement chirurgical.

DÉFINITION ET CAUSES

Hyperfonctionnement d'une ou de plusieurs glandes parathyroïdes à l'origine d'une production inappropriée et excessive de parathormone (PTH = hormone intervenant dans l'équilibre phosphocalcique).

On différencie deux formes d'hyperparathyroïdie :

- **Hyperparathyroïdie primitive** : la cause est une maladie des glandes parathyroïdes.
  - Tumeur bénigne : adénome (80-85 % des cas).
  - Hyperplasie des glandes parathyroïdes (15 % des cas, souvent dans le cadre de syndromes endocriniens complexes touchant plusieurs glandes = polyendocrinopathies).
  - Cancer (rare, environ 1 % des cas).
- **Hyperparathyroïdie secondaire** : la cause est une hypocalcémie entraînant une hypersécrétion de PTH dont l'origine peut être très variable.
  - Insuffisance rénale chronique (hypocalcémie par défaut de production de vitamine D).
  - Carence en vitamine D (rachitisme).
  - Carence en calcium (déficit d'apports ou malabsorption intestinale).

Comprendre – Les parathyroïdes et le calcium

- Les glandes parathyroïdes, au nombre de quatre, sont de la taille d'une lentille et sont situées à la face postérieure de la glande thyroïde.
- Leur rôle essentiel est la régulation de la concentration de calcium dans le sérum par l'intermédiaire de la production d'une hormone : la parathormone (PTH).
- La PTH exerce son action en lien avec la vitamine D_3 et la calcitonine (voir encadré ci-dessous).
- La diminution de la concentration active* de calcium dans le sérum stimule la production de PTH alors que son augmentation l'inhibe. Une augmentation du taux de phosphore sanguin active également la production de PTH.

* Seule les formes non liées aux protéines dans le sang ont un rôle physiologique et sont dites « actives ».

Comprendre – Les hormones régulant le contenu en calcium de l'organisme

Parathormone (PTH) :

- Intestin : augmentation de l'absorption du calcium en potentialisant les effets de la vitamine D.
- Os : augmentation de la résorption osseuse avec libération de calcium et de phosphates
- Rein : inhibition de la résorption des phosphates et du calcium.

→ Hypercalcémie et hypercalciurie secondaire + hyperphosphaturie et hypophosphorémie secondaire.

Calcitonine :

- Sécrétée par les cellules C de la thyroïde.
- Os : inhibition de la libération de calcium et de phosphore par les os + facilitation de leur incorporation dans la matrice osseuse.
- Rein : augmentation de l'excrétion du calcium et des phosphates.
- Sécrétion stimulée par l'hypercalcémie.

Vitamine D :

- Synthétisée par la peau sous l'action des rayons UV.
- Nécessité d'une première transformation au niveau du foie et d'une deuxième transformation au niveau du rein pour être active.
- Intestin : stimulation de l'absorption du calcium.
- Rein : augmentation de la réabsorption du calcium.
- Os : stimulation de la synthèse osseuse, à faible dose, et de la destruction osseuse à fortes doses.

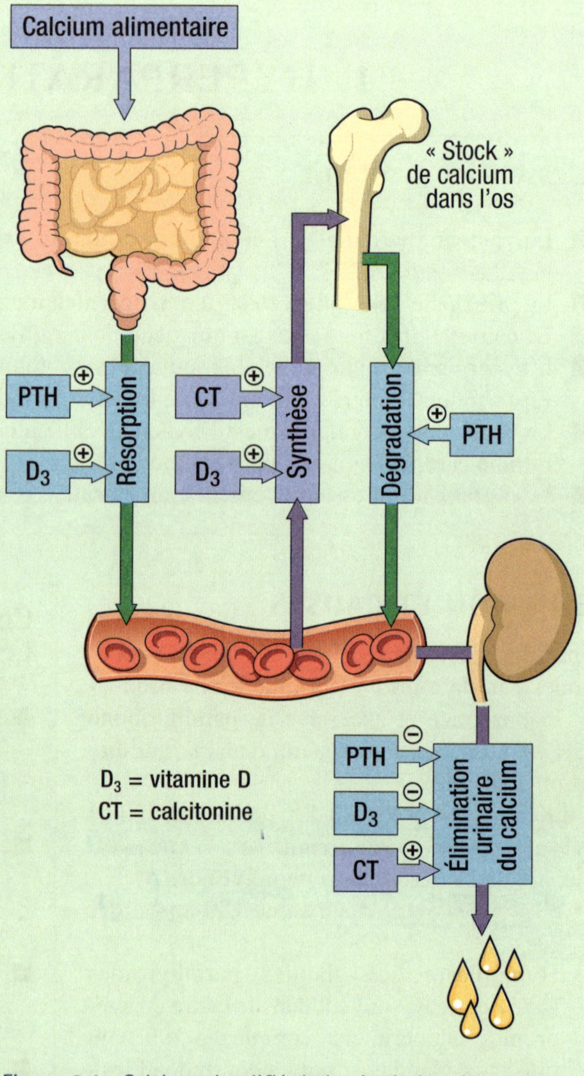

Figure 3.1 : Schéma simplifié de la régulation du contenu en calcium de l'organisme. En vert sont représentés les actions hormonales ainsi que les processus métaboliques qui élèvent le niveau sanguin de calcium; en bleu, ceux qui diminuent le niveau de calcium sanguin.

ÉPIDÉMIOLOGIE

Hyperparathyroïdie primitive :
- Prévalence : 100 cas/100 000 habitants (3e endocrinopathie après le diabète et l'hyperthyroïdie).
- Peut s'observer à tout âge mais prédomine entre 40 et 65 ans et touche 2 fois plus de femmes que d'hommes.

Hyperparathyroïdie secondaire : fréquence relativement élevée du fait de l'importance de celle de ses causes.

SIGNES ET SYMPTÔMES

Asymptomatique dans 80 % des cas. Dans les autres cas, révélation par des signes d'hypercalcémie :
- **Signes urinaires** :
  - Syndrome polyuropolydipsique : soif intense avec prise abondante de boissons et mictions très fréquentes.
  - Coliques néphrétiques dues à des lithiases urinaires calciques (souvent révélatrices de la maladie).
- **Signes osseux en lien avec un trouble de l'incorporation du calcium** :
  - Douleurs osseuses diffuses ou localisées, majorées par la pression.
  - Tuméfactions (souvent au niveau de la mâchoire).
  - Fractures pour des traumatismes minimes.
- **Signes digestifs** :
  - Anorexie, nausées, constipation, vomissements (très fréquents).
  - Pancréatite (lithiase calcique dans les canaux excréteurs), ulcère (plus rares).
- **Signes cardiaques en lien avec une hyperexcitabilité musculaire** :
  - HTA.
  - Anomalies ECG avec risque de troubles du rythme grave (fibrillation ventriculaire).
- **Signes neuropsychiques** : asthénie pouvant faire croire à une dépression.

INVESTIGATIONS

Biologie :
- Hypercalcémie (> 2,6 mmol/L) et hypercalciurie.
- Hypophosphorémie (< 0,8 mmol/L) et hyperphosphaturie.
- Augmentation de la PTH dans le plasma.

Électrocardiogramme :
- Raccourcissement du QT.
- Risque de fibrillation ventriculaire.

Radiologie :
- Crâne et os longs : hyperclarté osseuse et géodes (soufflures bien limitées).
- Abdomen sans préparation : calcification rénale (néphrocalcinose).

Scintigraphie : permet la localisation de la tumeur le plus souvent en cause.

ÉVOLUTION, COMPLICATIONS, PRONOSTIC

- Évolution : chronique avec des poussées d'hypercalcémie nécessitant un traitement en urgence.
- Complications : pancréatite, insuffisance rénale, fractures et ulcères gastriques multiples.
- Pronostic : bon à long terme après un traitement chirurgical.

Soins – Prise en charge d'un patient présentant une hypercalcémie aiguë

Installation du patient : en fonction de l'intensité des signes tenir compte des éléments suivants :
- État de conscience : décubitus dorsal ou PLS si inconscience.
- Vomissements : décubitus latéral.

- Collapsus : jambes surélevées.

Mise en place d'une surveillance cardiovasculaire :

- Mettre le patient sous scope.
- Surveiller la pression artérielle.

Mise en place d'une voie veineuse et prélèvements biologiques :

- Perfusion de sérum physiologique.
- Ionogramme sanguin.
- Calcémie, phosphorémie.
- Créatininémie et urée sanguine.
- Albuminémie (permet d'adapter la correction de la calcémie en cas de valeur anormale).

Planification des examens urinaires : ionogramme, urée sur les urines de 24 heures.

Mise en œuvre du traitement médical prescrit par voie intraveineuse (voir ci-dessous).

Urgence – Hypercalcémie menaçante

Gravité : calcémie > 4 mmol/L, troubles ECG.

- La base du traitement repose sur la **réhydratation** : 2,5 à 4 L de sérum physiologique (premier litre en 30 minutes), puis Ringer lactate associé à un **diurétique** comme le furosémide (par ex. Lasilix®) qui permet l'élimination urinaire du calcium.
- En cas de calcémie très élevée, après réhydratation, utilisation de **diphosphonates** (par ex. Clastoban®, Arédia®) qui inhibent la résorption osseuse mais dont l'effet est retardé.

THÉRAPEUTIQUE

Hyperparathyroïdie primitive :

- Forme symptomatique : **traitement chirurgical**.
  - Adénome : retrait de la glande touchée.
  - Hyperplasie : ablation de 3 parathyroïdes sur 4.
  - Cancer : bilan de l'extension locorégionale.
- Forme asymptomatique : surveillance simple + éviter l'immobilisation prolongée qui favorise l'hypercalcémie (augmentation de la résorption osseuse du fait de l'inactivité).

Hyperparathyroïdie secondaire :

- Prévention par un bon équilibre phosphocalcique.
- Si transformation avec sécrétion autonome de PTH (hyperparathyroïdie tertiaire) : traitement chirurgical.

Objectifs des Soins Infirmiers

Prise en charge des patients présentant une hyperparathyroïdie

Diagnostics infirmiers prévalents

- Douleur
- Altération de la mobilité physique
- Déficit nutritionnel
- Déficit de volume liquidien
- Diminution du débit cardiaque

Dépister les signes pouvant révéler une hypercalcémie :

- En cas de douleur pouvant évoquer une colique néphrétique :
  - Localisation : flancs ou lombaires, douleurs osseuses.
  - Mode de survenue : brutal ou d'installation progressive.
  - Irradiation : au niveau du scrotum notamment pour les hommes.
- Interroger le patient et faire préciser les caractéristiques de ses mictions :
  - Fréquence des mictions (oligoanurie), difficultés de type rétention, douleurs.
  - Dépister une hématurie (technique à lecture instantanée).

- Prévenir les risques de déshydratation :
  - Réaliser un suivi du bilan hydrique des entrées et sorties :
    - Noter si le patient présente une soif intense : noter les quantités de boissons consommées, les apports par perfusions.
    - Noter les pertes : rénales (diurèse), digestives (vomissements, diarrhées).
  - Apporter des boissons en quantité suffisante afin de faciliter l'élimination urinaire du calcium.
  - Voir l'encadré « Soins – Prise en charge d'un patient présentant une hypercalcémie aiguë » p. 73.
  - Voir l'encadré « Urgence – Hypercalcémie menaçante » p. 74.
- Dépister la survenue d'un risque vital : surveiller le pouls, la pression artérielle et l'état de conscience.

Observer l'évolution des troubles digestifs :

- Faire préciser par le patient :
  - Une soif, un manque d'appétit : en lien avec des nausées, des vomissements, des difficultés à s'alimenter.
  - Observer et noter les épisodes de constipation.
- Limiter les aliments riches en calcium.

Adapter la prise en charge à l'état douloureux et à l'asthénie :

- Assurer les soins d'hygiène et de confort en fonction de l'évolution des signes :
  - Aider et accompagner le patient dans ses mobilisations : favoriser le maintien d'une mobilité en toute sécurité : prévenir les risques de chute et de fractures.
  - Réaliser les mobilisations passives avec précaution afin de prévenir les douleurs à la pression et à la mobilisation.

Dépister les complications pouvant survenir :

- Surveiller la pression artérielle afin de dépister une hypertension.
- Surveiller le pouls et mettre le patient sous enregistrement ECG en cas d'anomalie et de troubles du rythme (fibrillation ventriculaire).

2. HYPOPARATHYROÏDIES

L'essentiel à retenir

- L'hypoparathyroïdie est due à une **insuffisance de sécrétion de parathormone** (PTH).
- La principale conséquence est une **hypocalcémie**.
- Le maître symptôme est la **crise de tétanie**, traduisant une hyperexcitabilité neuromusculaire.
- Le traitement à la phase aiguë comporte l'injection de gluconate de calcium alors qu'à la phase chronique, il associe calcium et vitamine D.

DÉFINITION ET CAUSES

- Insuffisance de sécrétion de parathormone (PTH) entraînant une hypocalcémie.
- Cause la plus fréquente : séquelles de la chirurgie thyroïdienne (ablation involontaire des glandes parathyroïdes avec la glande thyroïde).
- Autres causes : congénitale ou dans le cadre de syndromes endocriniens complexes touchant plusieurs glandes = polyendocrinopathies.

ÉPIDÉMIOLOGIE

Maladie globalement rare.

SIGNES ET SYMPTÔMES

Manifestation aiguë = crise de tétanie (durée variable = quelques minutes, parfois plus) :

- Sensation de picotements au niveau des extrémités et des lèvres.
- Contracture des muscles de la main avec rapprochement des doigts en cône = « main d'accoucheur ».
- Contraction des muscles de la face avec une contracture de la lèvre supérieure = « museau de tanche ».

Manifestations chroniques :

- Hyperexcitabilité musculaire :
  - **Signe de Trousseau** : gonflage d'un brassard ou mise en place d'un garrot au niveau du bras pendant 3 minutes → contracture en « main d'accoucheur » lors de la levée de la compression.
  - **Signe de Chvostek** : percussion de la joue au niveau du milieu de la ligne allant de la commissure des lèvres au lobule de l'oreille → contracture de la lèvre supérieure en « museau de tanche ».
- **Troubles neurologiques** : mouvements anormaux.
- **Troubles psychiques** : état dépressif.
- **Troubles trophiques** :
  - Peau fragile avec perte des poils et des cheveux.
  - Ongles cassants.
  - Atteinte oculaire (cataracte).

INVESTIGATIONS

Biologie :

- Hypocalcémie (< 1,75 mmol/L) avec calciurie basse.
- Hyperphosphorémie (> 1,5 mmol/L) avec phosphaturie basse.
- PTH : abaissée ou normale.

Électrocardiogramme :

- Allongement de l'espace QT.
- Risque de troubles du rythme et de la conduction.

Électromyogramme : hyperexcitabilité neuromusculaire.

ÉVOLUTION, COMPLICATIONS, PRONOSTIC

- En urgence : crise de tétanie.

– Complications chroniques : voir ci-dessus « Manifestations chroniques ».

THÉRAPEUTIQUE

– Crise de tétanie : injection intraveineuse de calcium (gluconate de calcium).
– Traitement au long cours : association de **calcium** et de **vitamine D**.
– Prévention : chirurgie très précautionneuse de la thyroïde pour préserver les glandes parathyroïdes.

Comprendre – Différencier la crise de tétanie de la crise de spasmophilie

Tétanie « vraie »

- Signes cliniques décrits ci-dessus dont la cause est une hypocalcémie.

Spasmophilie (parfois également appelée tétanie)

- Signes cliniques = aspect spectaculaire.
  - Hyperexcitabilité neuromusculaire semblable à celle rencontrée dans la crise de tétanie « vraie », mais pas d'hypocalcémie.
  - Respiration ample et bruyante : en cas d'hyperventilation, hypocalcémie relative liée à l'alcalose respiratoire.
  - « Coma » avec refus de contact et fermeture volontaire des yeux (résistance au soulèvement des paupières).
- Touche surtout les femmes.
- Déclenchement par une émotion, un stress, une fatigue, un effort physique important.

Attention : aspect clinique similaire entre tétanie et spasmophilie, seuls le contexte et si besoin la calcémie permettent de faire la différence.

Soins – Prise en charge d'un patient en cas de crise de tétanie dans le cadre d'une hypoparathyroïdie

- Prévenir le médecin en urgence : décrire les signes.
- Installer au calme, protéger des chutes et éloigner l'entourage.
- Mettre en place une surveillance ECG.
- Poser une voie veineuse.
- Effectuer les prélèvements sanguins prescrits.
- Injecter le gluconate de calcium en intraveineux selon la prescription médicale (correction de l'hypocalcémie éventuelle).

Auto-évaluation : Vrai ou Faux

1. Les parathyroïdes assurent la régulation de la concentration de calcium dans le sang.
2. L'hyperparathyroïdie peut être secondaire à une hypercalcémie.
3. Une immobilisation prolongée favorise l'hypercalcémie.
4. Parmi les causes d'hypocalcémie, on retrouve l'insuffisance rénale chronique.
5. La crise de tétanie est la conséquence d'une hypocalcémie.

Réponses

1. **Vrai** : cette régulation se réalise par la production de la parathormone (PTH).
2. **Faux** : l'hyperparathyroïdie peut être secondaire à une hypocalcémie qui déclenche une production excessive de PTH pour maintenir un taux de calcium constant dans le sang.
3. **Vrai** : car l'inactivité augmente la résorption osseuse du calcium.
4. **Vrai** : le mécanisme de réabsorption du calcium au niveau du tissu rénal est insuffisant, il y a alors fuite de calcium au niveau des urines.
5. **Vrai** : la contraction musculaire nécessite la présence de calcium. La baisse de ce calcium entraîne une hyperexcitabilité neuromusculaire.

MALADIES DES GLANDES SURRÉNALES

1. SYNDROME DE CUSHING

L'essentiel à retenir

- Affection caractérisée par une quantité accrue de glucocorticoïdes dans l'organisme.
- La principale forme – en dehors du syndrome de Cushing iatrogène lié à la prise de corticoïdes – est la **maladie de Cushing** (70 %) due à un adénome de l'hypophyse sécrétant de l'ACTH.
- Les principaux signes cliniques sont une répartition faciotronculaire des graisses, des troubles cutanés, une amyotrophie, une hypertension artérielle, un diabète et une ostéoporose.
- Les dosages hormonaux montrent une élévation permanente de la cortisolémie et des tests dynamiques fonctionnels complètent le bilan diagnostique.
- Le scanner et l'IRM permettent de localiser l'adénome hypophysaire.
- Le traitement associe le freinage médicamenteux de la production du cortisol et l'exérèse chirurgicale de la tumeur en cause.

DÉFINITIONS ET CAUSES

– Existence d'une quantité accrue de glucocorticoïdes (hypercorticisme) dans l'organisme.

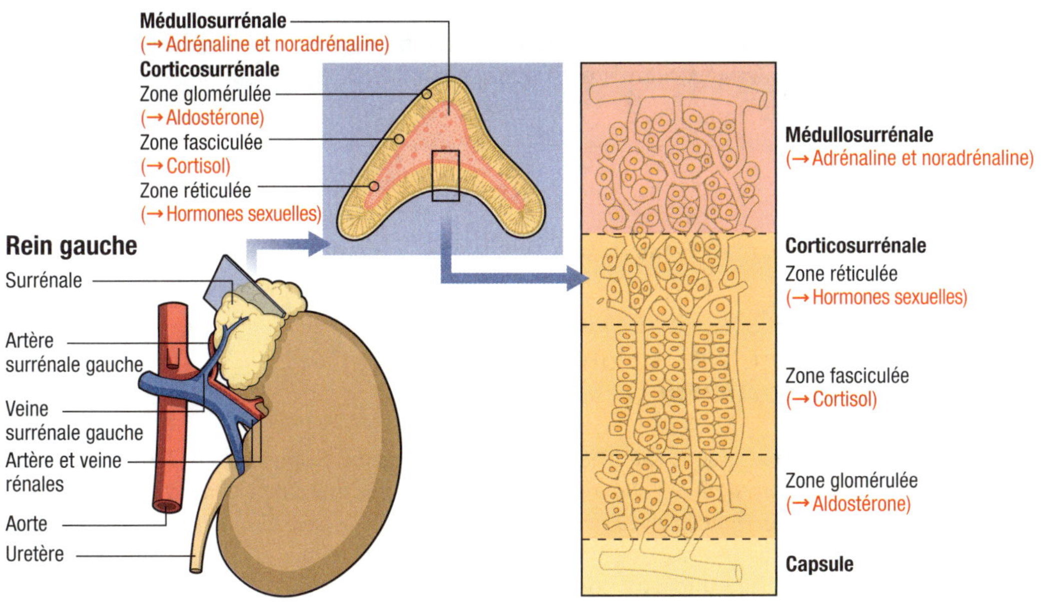

Figure 4.1 : Anatomie de la glande surrénale.
Le dessin en coupe à gauche est représenté sous la forme d'une plaque histologique.

Comprendre – Les hormones produites par la surrénale

La **corticosurrénale** (représente les 3/4 de la glande) produit 3 types d'hormones :

- **Glucocorticoïdes** (sécrétion dans la zone fasciculée) : **cortisol** (cortisone, corticostérone).

→ Action pour surmonter les situations de stress :
  - Dégradation des protéines au niveau des muscles, des tissus cutané et adipeux → effet catabolique.
  - Augmentation de la fabrication de glucose à partir des acides aminés dans le foie (néoglucogénèse) → effet hyperglycémiant.
  - Dégradation des graisses → lipolyse (libération d'acides gras dans le sang).

→ À fortes doses (utilisation en thérapeutique) :
  - Action anti-inflammatoire.
  - Effet immunosuppresseur.
  - Effet anti-allergique
  - Effet ostéoporotique.

- **Minéralocorticoïdes** (sécrétion dans la zone glomérulée) : le plus important est l'**aldostérone** dont la libération est stimulée par la rénine fabriquée par le rein (système rénine-angiotensine-aldostérone).
  - Stimulation de la réabsorption du sodium dans le rein → hypernatrémie.
  - Augmentation de l'élimination du potassium par le rein → hypokaliémie.
  - Régulation de l'équilibre hydroélectrolytique et de la pression sanguine.
- **Hormones sexuelles** (sécrétion dans la zone réticulée) : **androgènes** (testostérone en faible quantité) et **progestérone**.

La **médullosurrénale** (pas véritable glande hormonale mais prolongement du système nerveux végétatif).

- Production d'**adrénaline** et de **noradrénaline** (**catécholamines**) qui sont des neurotransmetteurs du système nerveux permettant l'augmentation très rapide de l'énergie disponible dans l'organisme.

On distingue :

– Le **syndrome de Cushing iatrogène** (le plus fréquent) dû à la prise de corticoïdes.

Comprendre – Les effets secondaires possibles d'un traitement corticoïde

- Au-dessus d'une certaine dose (pour la prednisolone [par ex. Solupred®] = 7,5 mg/j), après une durée de traitement de 2 à 3 semaines s'installe un syndrome de Cushing iatrogène.
- Les glucocorticoïdes exogènes entraînent une diminution de la sécrétion des glucocorticoïdes endogènes. En cas d'arrêt brutal du traitement, il existe un risque d'insuffisance surrénale. C'est pourquoi l'arrêt du traitement doit être progressif afin que la corticosurrénale puisse se « remettre en route ». Le respect du rythme journalier (circadien) de production, en administrant la totalité de la dose en une seule prise le matin, apporte un certain effet protecteur.

- L'augmentation des besoins en cas de « stress » (voir Figure 4.6, p. 94) ne peut être couverte par les surrénales, d'où la nécessité d'augmenter la dose dans ces circonstances.
- La corticothérapie locale doit donc être privilégiée lorsqu'elle est possible pour limiter au minimum les doses absorbées.

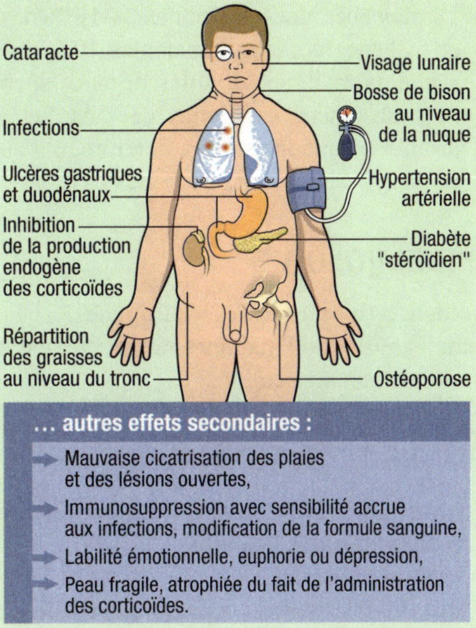

Figure 4.2 : Effets secondaires possibles d'une corticothérapie.

– La **maladie de Cushing** due à un adénome hypophysaire sécrétant de l'ACTH qui déclenche une surproduction de glucocorticoïdes par la surrénale avec une hyperplasie bilatérale des glandes (= 70 % des syndromes de Cushing).

Comprendre – La régulation de la libération des glucocorticoïdes

- La libération de glucocorticoïdes est commandée par la CRH (*Corticotropin Releasing Hormone*) en provenance de l'hypothalamus et l'ACTH (*Adrenocorticotrophic Hormone*) en provenance de l'hypophyse.
- La CRH entraîne la sécrétion d'ACTH et l'ACTH stimule à son tour la libération de glucocorticoïdes.
- Il existe un système de rétrocontrôle négatif entre les glucocorticoïdes produits par la corticosurrénale et la libération d'ACTH par l'hypophyse ainsi que celle de CRH produite par l'hypothalamus : des taux élevés de glucocorticoïdes inhibent la libération d'ACTH et de CRH.

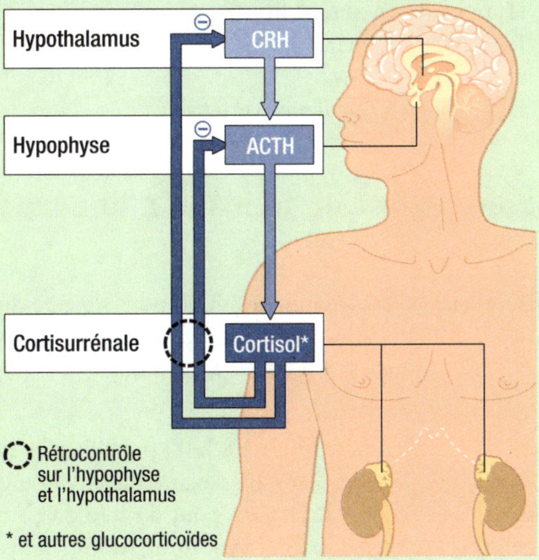

Figure 4.3 : Circuit de régulation de la libération de glucocorticoïdes.

Les autres syndromes de Cushing :
- Tumeurs bénignes (adénomes, 4-10 % des cas) ou malignes (corticosurrénalomes, 10 % des cas).
- Tumeurs malignes d'autres organes sécrétant des substances analogues de l'ACTH (syndromes paranéoplasiques, notamment dans les cancers bronchiques ; 10 % des cas).

ÉPIDÉMIOLOGIE

Incidence (hormis les cas iatrogènes) = 1 nouveau cas/100 000 habitants/an avec une nette prédominance masculine.

SIGNES ET SYMPTÔMES

- Prise rapide de poids avec **répartition facio-tronculaire des graisses** :
  - Visage « lunaire ».
  - « Bosse de bison » : accumulation de graisse au niveau de la nuque.
  - Augmentation de volume de l'abdomen.
- **Troubles cutanés** :
  - Vergetures cutanées.
  - Hyperpilosité et acné.
  - Fragilité de la peau avec cicatrisation difficile.
- Fonte musculaire (**amyotrophie** par hypercatabolisme protéique) des bras et des jambes à l'origine d'une fatigabilité et d'une asthénie.
- **Hypertension artérielle**, en général modérée.
- **Diabète**, en général latent, découvert sur les examens sanguins.
- **Ostéoporose** : douleurs vertébrales.
- Troubles psychiques à type de dépression.
- Troubles sexuels : impuissance chez les hommes, absence de règles (aménorrhée) et frigidité chez les femmes.
- Troubles du sommeil et troubles de l'humeur possibles : suppression du rythme jour/nuit de la production de cortisol.

INVESTIGATIONS

Dosages hormonaux :
- Augmentation du cortisol sanguin (à 8 h 00 et à 16 h 00, suppression du rythme jour-nuit avec valeurs élevées aux deux prélèvements) et urinaire (dans les urines de 24 heures).
- ACTH, androgènes.
- Tests dynamiques :
  - Test de freinage à la dexaméthasone :
    - Exploration de la corticosurrénale destinée à mettre en évidence une éventuelle surproduction de corticoïdes.
    - La dexaméthasone a comme propriété de freiner la sécrétion hypophysaire d'ACTH, donc par voie de conséquence la production surrénalienne de corticoïdes.
  - Test à la CRH :
    - La CRH est l'hormone hypothalamique qui stimule la sécrétion d'ACTH et par conséquent de cortisol.
    - La positivité ou la négativité de la réponse permet de déterminer le niveau du dysfonctionnement : hypothalamo-hypophysaire ou surrénalien.

Soins – Test de freinage à la dexaméthasone

Test rapide
- Prélèvement sanguin à 8 h 00 pour dosage du cortisol.
- À minuit, prise d'1 mg de dexaméthasone (Dectancyl®).
- Prélèvement à 8 h 00 le lendemain pour dosage du cortisol.

Test long
- J1 : recueil des urines à 8 h 00 pour dosage du cortisol urinaire.
- J2-J3 : prise de 2 mg de dexaméthasone toutes les 6 heures.
- J3-J4 : recueil des urines pour dosage du cortisol urinaire.

→ Absence de freinage = syndrome de Cushing.

Soins – Test à la CRH

- Prélèvement sanguin à 8 h 00 pour dosage du cortisol et de l'ACTH.
- Administration de 1 µg/kg de CRH.
- Dosage du cortisol et de l'ACTH à 15, 30, 60, 90 et 120 minutes.

Réponse positive :

- ↑ du cortisol > 20 %.
- ↑ de l'ACTH > 50 %.

→ Maladie de Cushing

Réponse négative : absence d'élévation.

→ Tumeur surrénalienne, syndrome paranéoplasique.

Comprendre – Pourquoi doser le cortisol sanguin à des horaires précis ?

- Chez le sujet sain, la sécrétion de cortisol obéit à un rythme circadien : cortisolémie maximale tôt le matin et chutant au cours de la journée jusque vers minuit.
- Dans la maladie de Cushing et la maladie d'Addison, la sécrétion de cortisol n'est plus cyclique :
  - Maladie d'Addison : production de cortisol effondrée.
  - Syndrome de Cushing : production de cortisol élevée.
- De manière classique : dosage à 8 h 00 et à 16 h 00 pour avoir une référence au moment du pic matinal et du taux bas de l'après-midi.

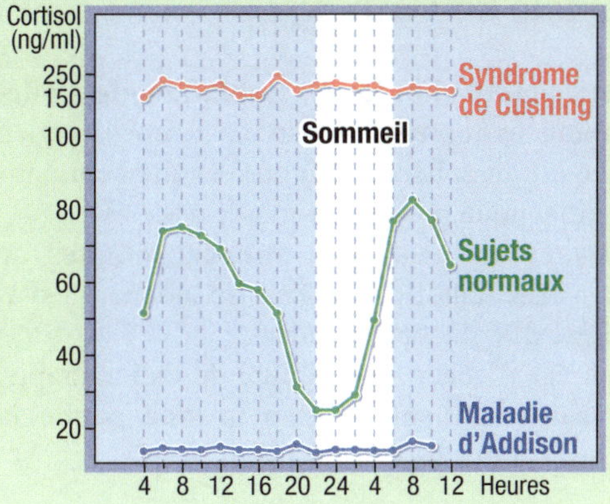

Figure 4.4 : Cycle circadien du cortisol chez les sujets normaux et atteints d'un syndrome de Cushing ou d'une maladie d'Addison.

Imagerie :

- Exploration des surrénales :
  - Scanner et IRM.
  - Scintigraphie.
- Exploration de l'hypophyse : IRM.

ÉVOLUTION, COMPLICATIONS, PRONOSTIC

- Maladie de Cushing : l'aggravation est progressive avec des complications cardiovasculaires qui représentent la principale cause de mortalité et morbidité.
- Corticosurrénalome : survie de 15 à 30 % à 5 ans.

THÉRAPEUTIQUE

Syndrome de Cushing iatrogène

Soins – Prévenir la survenue d'un syndrome de Cushing chez les patients sous corticothérapie au long cours

- Adapter l'alimentation afin de réduire les effets de l'action catabolique (stimulation de l'appétit) et les éventuels troubles électrolytiques dus aux corticoïdes :
  - Apports riches en protides, calcium et potassium.
  - Aliments pauvres en sel : suppression des charcuteries, fromages secs, fruits de mer, alimentation industrielle, boissons gazeuses…
  - Apports sucrés raisonnables : risque de diabète.
- Adapter les apports caloriques pour concilier : la satisfaction de l'appétit, le maintien du poids à long terme.
- Surveiller le poids en raison du risque de rétention liquidienne, de l'augmentation de l'appétit.

Maladie de Cushing

– Traitement chirurgical : **ablation de l'adénome hypophysaire** par un neurochirurgien (voie transsphénoïdale) après traitement anticortisolique préalable (voir ci-dessous).

– Traitement médical : **anticortisoliques** de synthèse dont l'objectif est de bloquer la synthèse des glucocorticoïdes.

– En cas d'échec : possibilité de radiothérapie.

Le traitement entraîne en grande partie la régression des signes.

Informations pharmacologiques – Anticortisoliques de synthèse

OP'DDD (Mitotane®)

Effets indésirables – Surveillance

– Troubles digestifs : anorexie, diarrhée, vomissements (→ posologie progressive pour atteindre la dose efficace).

– Somnolence confusion, vertige.

– Éruption cutanée.

– Insuffisance rénale.

– Hypertension artérielle et hypotension orthostatique.

Précautions d'emploi : interaction médicamenteuse avec les antivitamines K et les sulfamides hypoglycémiants.

Aminoglutéthimide (Orimétène®)

Effets indésirables – Surveillance

– Somnolence (→ dose plus forte le soir).

– Céphalées, troubles digestifs.

– Éruptions cutanées, plus rarement alvéolite allergique (→ arrêt du traitement).

– Hypotension orthostatique, vertiges.

– Hyponatrémie.

– Rarement toxicité hématologique (leucopénie, thrombopénie, agranulocytose) et hypothyroïdie.

Précautions d'emploi

– Utiliser à doses progressives (dose efficace atteinte en 1 à 2 semaines).

– Association dès la 24e h d'un traitement substitutif par hydrocortisone (20 à 50 mg/j) et fludrocortisone (50 à 150 µg/j) pour éviter l'apparition d'une insuffisance surrénale.

Kétoconazole (Nizoral®)

Propriétés – Mécanisme d'action
Antifongique utilisé du fait de son action de blocage de la synthèse des glucocorticoïdes à forte dose.

Effets indésirables – Surveillance

- Toxicité hépatique : augmentation des transaminases, parfois hépatite.
- Troubles digestifs : nausées, vomissements, diarrhée, trouble du goût.
- Parfois : éruptions cutanées, céphalées, vertiges, asthénie.

Autres syndromes de Cushing

Adénome bénin de la surrénale : traitement chirurgical (surrénalectomie unilatérale).

Corticosurrénalome malin : exérèse chirurgicale + OP'DDD post-opératoire.

Origine paranéoplasique : traitement du cancer primitif. S'il n'est pas retrouvé, surrénalectomie chirurgicale ou traitement anticortisolique pour freiner la production hormonale.

Soins – Surveillance d'un patient traité médicalement pour une maladie de Cushing

L'objectif du traitement est de bloquer la synthèse des glucocorticoïdes.

- Observer et attirer l'attention du patient sur l'apparition d'effets secondaires afin d'adapter le traitement : éruptions cutanées, états de somnolence, vertiges, céphalées, troubles digestifs (nausées, vomissements, diarrhées).
- Mesurer la pression artérielle : retour à la normale signant l'efficacité du traitement et dépistage des effets secondaires des traitements.
- Noter l'évolution du poids, des troubles cutanés, de l'asthénie : la régression de ces signes témoigne de l'efficacité thérapeutique.
- Surveillance de l'apparition éventuelle de signes d'insuffisance surrénale (voir p. 95).
- Surveillance régulière du ionogramme sanguin et de la cortisolémie (ainsi que de la NFS et de la fonction thyroïdienne).

2. HYPERALDOSTÉRONISME PRIMAIRE OU SYNDROME DE CONN

L'essentiel à retenir

- Maladie caractérisée par une hypersécrétion d'aldostérone par la corticosurrénale.
- Les deux principales causes sont l'**adénome surrénalien** et l'**hyperplasie bilatérale des surrénales**.
- L'aldostérone est une hormone qui participe à la régulation de l'équilibre hydroélectrolytique et de la pression sanguine.
- Les trois symptômes clefs sont l'hypertension artérielle, les troubles neuromusculaires en rapport avec une hypokaliémie et un syndrome polyuropolydipsique.
- La biologie est marquée par une hypokaliémie avec une kaliurèse élevée.
- Le traitement est chirurgical dans le cas de l'adénome et médical dans celui de l'hyperplasie bilatérale.

DÉFINITIONS ET CAUSES

- Hypersécrétion d'aldostérone par la corticosurrénale.
- Cause :
  - 2/3 des cas : adénome surrénalien unilatéral (adénome de Conn).
  - 1/3 des cas : hyperplasie bilatérale des surrénales (parfois d'origine familiale → voir ci-dessous).

Comprendre – Le système rénine-angiotensine-aldostérone

Rénine :

- Formée dans les cellules juxtaglomérulaires du rein et libérée dans la circulation sanguine.
- Scinde l'angiotensinogène fabriquée par le foie pour donner l'angiotensine I.

Angiotensine :

- Sous l'effet de l'enzyme de conversion de l'angiotensinogène synthétisé dans le poumon, l'angiotensine I est convertie en angiotensine II.
- L'angiotensine II a un effet vasoconstricteur sur les artérioles (augmentation de la pression artérielle) et de stimulation de la production d'aldostérone.

Aldostérone :

- Stimulation de la réabsorption du sodium dans le rein → hypernatrémie.
- Augmentation de l'élimination du potassium par le rein → hypokaliémie.
- Régulation de l'équilibre hydroélectrolytique et de la pression sanguine.

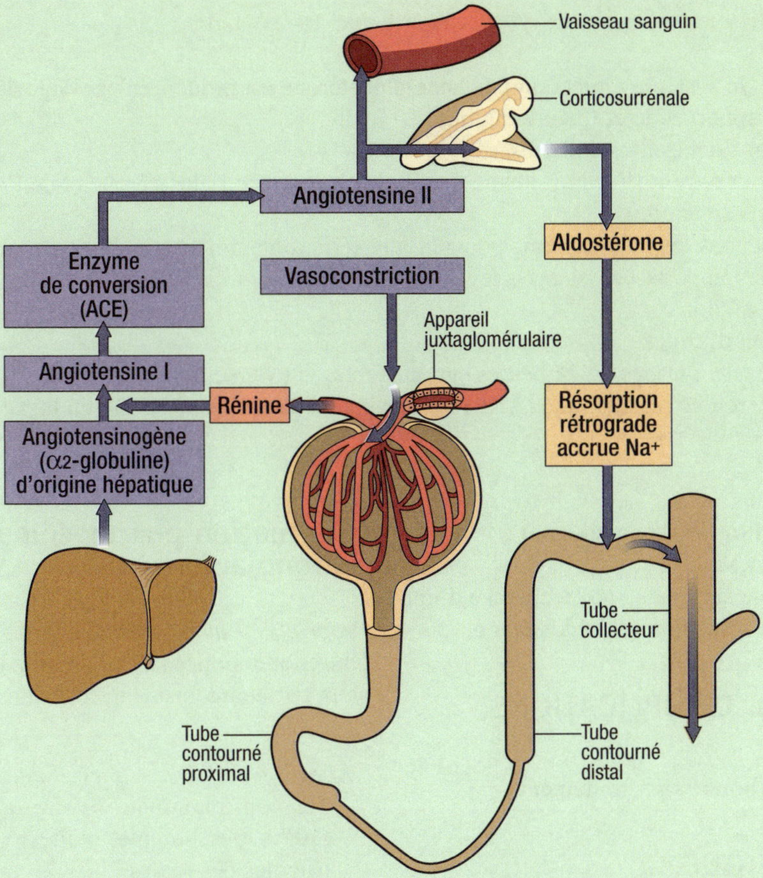

Figure 4.5 : Système rénine-angiotensine-aldostérone.

ÉPIDÉMIOLOGIE

Représente 0,1 à 1 % des causes d'hypertension artérielle, avec une prédominance féminine.

SIGNES ET SYMPTÔMES

Association des signes suivants :

- **Hypertension artérielle**, souvent associée à une hypotension orthostatique.
- **Signes d'hypokaliémie** : crampes, paresthésies, pseudoparalysies.
- **Syndrome polyuropolydipsique** (soif excessive et urines très abondantes) :
  - Volume des urines : 3-5 L par 24 heures.
  - Réveils nocturnes pour uriner.
  - Urines diluées : couleur claire.
  - La soif est la conséquence des pertes urinaires et a une visée compensatrice.

INVESTIGATIONS

Biologie générale :

- Hypokaliémie avec kaliurèse élevée.
- Natrémie normale ou élevée.
- Alcalose métabolique fréquente.

Dosages spécifiques :

- Aldostérone sanguine et urinaire élevée.
- Rénine sanguine basse.

Soins – Dosage de l'aldostérone et de la rénine

- L'activité du système rénine-angiotensine-aldostérone est influencée par l'âge, la position du patient, l'apport sodé et l'heure du jour.
- Conditions de mesure standardisées :
  - Couché et debout (l'orthostatisme double les valeurs de l'aldostérone et de l'activité de la rénine plasmatique).
  - Arrêt de tous les médicaments pouvant interférer, notamment les antihypertenseurs.
  - Arrêt des apports en sel avec régime normosodé contrôlé par une natriurie entre 60 et 200 mEq/24 h.
- Échantillon d'urines :
  - Aldostérone : urines de 24 heures sur antiseptique (Merseptyl®).
  - Activité rénine plasmatique (ARP) : prélèvement sanguin sur EDTA ou héparine.

Imagerie (localisation de l'adénome) :
- Scanner ou IRM.
- Phlébographie surrénale avec recherche d'une asymétrie de sécrétion de l'aldostérone.

ÉVOLUTION, COMPLICATIONS, PRONOSTIC

L'évolution est bonne sous traitement.

THÉRAPEUTIQUE

- Adénome de Conn : chirurgie après correction du déficit potassique (utilisation d'un diurétique épargneur de potassium de type spironolactone qui a une action anti-aldostérone).
- Hyperplasie des surrénales : traitement médical par la spironolactone, éventuellement associée à des antihypertenseurs (inhibiteurs calciques ou β-bloquants).

Information pharmacologique – Spironolactone

Propriétés – mode d'action
Diurétique s'opposant à l'élimination du potassium par antagonisme avec l'aldostérone.

Effets secondaires – Surveillance
- Tension mammaire voire gynécomastie (10 % des hommes traités), impuissance, troubles des règles.
- Troubles digestifs : nausées, vomissements, diarrhée.
- Somnolence, céphalées.
- Réactions cutanées allergiques.
- Risque d'hyperkaliémie (accrue par l'hyperglycémie chez les diabétiques).

Précautions d'emploi
- Utilisation déconseillée chez les cirrhotiques.
- Bilan hépatique et rénal préalable, notamment chez les diabétiques et les sujets âgés.

Produits disponibles (exemples) : Aldactone®, Flumach®, Spiroctan®.

3. HYPERPLASIE CONGÉNITALE DES SURRÉNALES

L'essentiel à retenir

- Maladie génétique bénéficiant depuis quelques années d'un dépistage systématique à la naissance du fait de sa fréquence (1/15 000 enfants).
- Elle est caractérisée par une **insuffisance surrénale** associée à des **anomalies de la différenciation sexuelle**.
- Le traitement est très efficace et permet la plupart du temps une fonction de reproduction normale.

DÉFINITIONS ET CAUSES

- Maladie génétique de transmission autosomique récessive, caractérisée par une insuffisance surrénale et des anomalies de la différenciation sexuelle.
- Cause : déficit enzymatique touchant, à un niveau variable, une des étapes de la biosynthèse du cortisol (dans 95 % des cas déficit en 21-hydroxylase).
- Deux formes :
  - Forme classique : sévère avec un début d'expression in utero.
  - Forme lente : moins sévère et d'expression plus tardive.

ÉPIDÉMIOLOGIE

- **Forme classique** : 1/15 000 naissances avec une incidence très grande dans les populations à fort taux de consanguinité (île de La Réunion).

- **Forme lente** : fréquence difficile à évaluer, mais semble élevée (1/1 000 dans certaines ethnies).

SIGNES ET SYMPTÔMES

Les signes sont liés à l'hyperproduction des différentes hormones surrénaliennes.

Forme classique
- Pseudo-hermaphrodisme féminin (masculinisation des filles) avec malformation génitale.
- Chez le nourrisson, elle peut se révéler par un « syndrome de perte de sel » avec hyponatrémie, hyperkaliémie, hypoglycémie, hypotension et choc.

Forme lente
- Organes génitaux externes normaux à la naissance.
- Pseudo-puberté précoce dans les deux sexes.
- Signes d'hyperandrogénie après la puberté chez la fille : acné, hirsutisme, irrégularités menstruelles, stérilité.

INVESTIGATIONS

- Dosages hormonaux des précurseurs du cortisol (17-hydroxyprogestérone) : taux élevés.
- Test à l'ACTH (Synacthène®) dans la forme lente.

Soins – Test à l'ACTH

Objectif : stimulation des surrénales par l'ACTH synthétique.

Réalisation :
- À jeun depuis 12 heures après prise d'hydrocortisone.
- 8 h 00 du matin : prélèvement sanguin pour dosage du cortisol.
- Injection de 0,25 mg de Synacthène® immédiat (juste après la prise de sang).
- 8 h 30 : 2e prélèvement sanguin pour dosage du cortisol.
- 9 h 00 : 3e prélèvement sanguin pour dosage du cortisol.

Résultats :
- Réponse normale : doublement du taux de cortisol au bout de 30 minutes.
- **Réponse exagérée : hyperplasie des surrénales.**
- Réponse négative (pas d'élévation du taux de cortisol) : insuffisance surrénale par atteinte de la glande (voir p. 93).

ÉVOLUTION, COMPLICATIONS, PRONOSTIC

- Absence de traitement du « syndrome de perte de sel » : décès rapide.
- Dans les formes traitées, l'évolution est satisfaisante avec une fonction de reproduction normale.

THÉRAPEUTIQUE

Traitement :
- Substitution hormonale : hydrocortisone et minéralocorticoïdes (fludrocortisone = Florinef®).
- Réparation chirurgicale des malformations sexuelles.

Prévention :
- Diagnostic et traitement anténatal.
- Dépistage néonatal systématique au 3e jour de vie obligatoire depuis quelques années : prélèvement sanguin sur papier buvard permettant le dépistage de plusieurs maladies congénitales.

Informations pharmacologiques

Les glucocorticoïdes et les minéralocorticoïdes n'ont aucune contre-indication et les effets secondaires ne s'observent qu'en cas de surdosage :

- Glucocorticoïdes : syndrome de Cushing.
- Minéralocorticoïdes : HTA et hyperkaliémie.

4. INSUFFISANCE SURRÉNALE

L'essentiel à retenir

- Le déficit en hormones corticosurrénales peut être primitif par atteinte directe des surrénales (**maladie d'Addison**) ou secondaire à une atteinte hypothalamo-hypophysaire.
- Le mode d'installation peut être brutal ou au contraire lentement progressif.
- L'insuffisance surrénale aiguë expose à un risque de défaillance circulatoire potentiellement mortelle. Son traitement est une urgence.
- Des tests fonctionnels (test à l'ACTH, test à la métyrapone) sont utilisés pour le diagnostic.
- Le traitement comporte essentiellement la substitution **à vie** en minéralo- et glucocorticoïdes.
- Le patient atteint d'une maladie d'Addison doit être porteur d'une carte de malade et bénéficier d'une éducation adaptée.
- **L'insuffisance surrénale aiguë peut aussi être due à un sevrage brutal en glucocorticoïdes** (corticothérapie au long cours) : la production de glucocorticoïdes endogènes par la surrénale a été ralentie par l'apport de glucocorticoïdes exogènes, la surrénale peut ne pas se remettre en route. L'arrêt d'une corticothérapie au long cours se fait toujours progressivement.

DÉFINITIONS ET CAUSES

- Déficit de sécrétion des hormones corticosurrénales (cortisol, aldostérone et androgènes).
- Causes :
  - Primitive : lésion des deux surrénales = **maladie d'Addison**, dont la cause est essentiellement une destruction auto-immune des glandes. Autres causes : tuberculose, infections, métastases cancéreuses, sida, lymphome, hémorragie bilatérale…
  - Secondaire : atteinte hypothalamo-hypophysaire.

ÉPIDÉMIOLOGIE

Prévalence de la maladie d'Addison : 50 cas pour 10 millions d'habitants.

SIGNES ET SYMPTÔMES

Forme classique :
- Mélanodermie (pigmentation acquise prédominant sur les zones découvertes, les plis de flexion, les cicatrices) et pigmentation des muqueuses (taches ardoisées au niveau de la bouche).
- Asthénie augmentant au fil de la journée avec épuisement et tendance dépressive.
- Hypotension artérielle aggravée en position debout : hypotension orthostatique.
- Troubles digestifs : anorexie, douleurs abdominales, diarrhée, nausées, vomissements.
- Amaigrissement, frilosité, perte des poils axillaires et pubiens.

Forme aiguë (peut être révélatrice de la maladie) : beaucoup plus sévère, pouvant mettre en jeu la vie du patient en l'absence de diagnostic et de traitement rapides.

Comprendre – L'insuffisance surrénale aiguë

Définition
C'est un effondrement de la production d'hormones minéralo- et glucocorticoïdes qui se traduit par l'impossibilité de l'organisme de réagir au stress. Les conséquences sont une perte aiguë de sel, une fuite d'eau vers les cellules et l'extérieur et une hypoglycémie.
Elle doit être rapidement reconnue car elle met en jeu le pronostic vital, d'autant qu'il existe un traitement efficace.

Symptômes

- Tableau d'allure psychiatrique : soit agitation et délire, soit adynamie et confusion.
- Collapsus d'apparence isolé.
- « Abdomen pseudo-chirurgical » : douleur abdominale pouvant faire évoquer une urgence chirurgicale et être à l'origine d'une intervention inutile et dangereuse.
- Hyperthermie en dehors de tout contexte infectieux.
- Crampes, paralysies musculaires (signes d'hyperkaliémie).

Circonstances

- Addisonnien connu et traité en déséquilibre à l'occasion d'une affection intercurrente, d'un stress (geste chirurgical, infection, traumatisme...) ou d'une rupture thérapeutique.
- Corticothérapie au long cours, lors du sevrage ou d'une affection intercurrente.
- Hémorragies surrénaliennes, soit spontanées, soit lors d'un traitement anticoagulant.

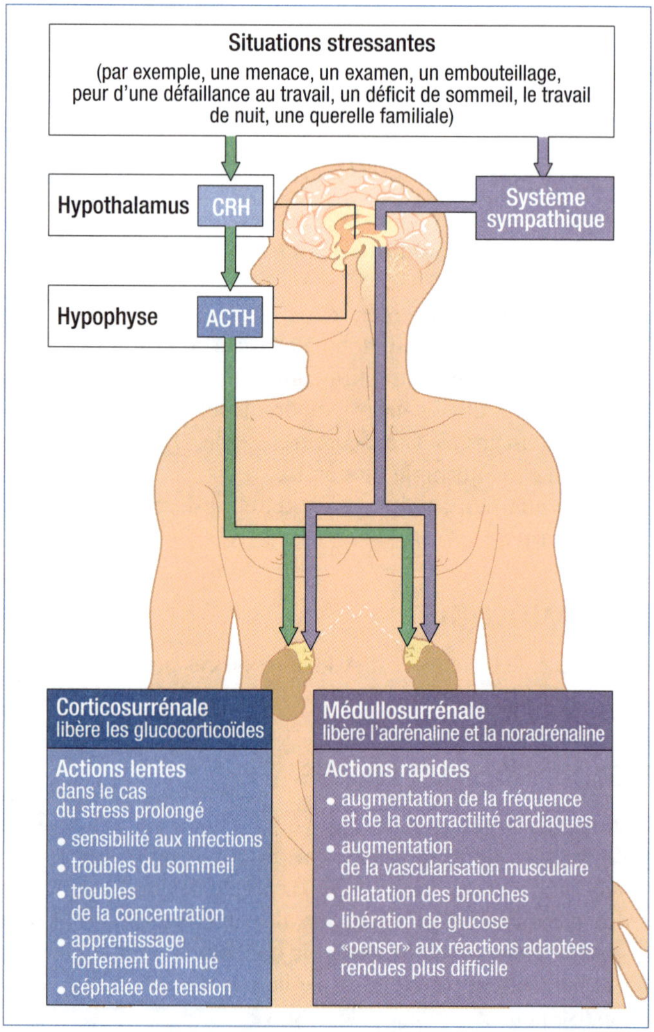

Figure 4.6 : Schéma de l'organisation de la réaction hormonale face à une situation de stress.

INVESTIGATIONS

Biologie générale :
- Hyponatrémie.
- Hyperkaliémie.
- Hypoglycémie.
- Acidose.
- Augmentation de l'urée sanguine.

Biologie spécifique :
- Cortisol sanguin et urinaire : taux diminués en permanence (dosage à 8 h 00, 12 h 00, 16 h 00, 20 h 00 et 0 h 00 → rythme circadien, voir p. 85).
- ACTH sanguine : taux élevé si origine surrénalienne (l'hypophyse fonctionne).

Tests fonctionnels :
- Test à l'ACTH (Synacthène®) → voir p. 92.
- Test à la métyrapone (Métopirone®).

Imagerie :
- Scanner et/ou IRM des surrénales : recherche d'une atteinte primitive.
- Scanner et/ou IRM hypophysaire : recherche de forme secondaire.

Soins – Test à la métyrapone (Métopirone®)

Objectif : exploration de la réponse hypothalomo-hypophysaire à une stimulation par la métyrapone qui bloque la synthèse du cortisol (blocage enzymatique), ce qui entraîne une accumulation de l'intermédiaire appelé « composé S ».

Réalisation :

- **Test rapide** (possible en ambulatoire) :
  - Prise vers 0 h 00 de 30 µg/kg de métyrapone.
  - Dosage sanguin le matin suivant à 8 h 00 du composé S et/ou de l'ACTH plasmatique.
  - Prise de 50 mg d'acétate de cortisone à titre prophylactique.

→ Réponse normale : taux de composé S multiplié par 10 et augmentation de l'ACTH.

- **Test multidoses** (uniquement en hospitalisation) :
  - Dosage des 17-OH corticostéroïdes (précurseurs du cortisol) et du composé S.
  - Prise de métyrapone : 500-750 mg toutes les 4 heures pendant 24 heures.
  - Nouveau dosage des 17-OH corticostéroïdes et du composé S.

→ Réponse normale : augmentation significative des dosages.

→ Déficit en ACTH : absence d'augmentation = axe hypothalamo-hypophysaire déficient.

ÉVOLUTION, COMPLICATIONS, PRONOSTIC

- Évolution favorable en cas de traitement.
- Dans la forme aiguë, le traitement doit être immédiat sinon risque de décès.
- **ATTENTION** : savoir reconnaître une insuffisance surrénale aiguë devant un abdomen pseudo-chirurgical pour éviter une intervention dangereuse et inutile.

Soins – Prise en charge d'un patient présentant une insuffisance surrénale aiguë

- Installation en décubitus dorsal avec jambes surélevées, sauf si troubles importants de la conscience (dans ce cas PLS) et appel immédiat du médecin.
- Interroger l'entourage ou rechercher dans les papiers du patient une carte indiquant la maladie d'Addison.
- Pouls, PA, température.
- Mise en place d'une voie veineuse de bon calibre avec du **sérum physiologique**.

- Prélèvements :
  - Ionogramme sanguin et urinaire.
  - Glycémie.
  - Urée, créatinine.
  - Gaz du sang.
  - Tube pour dosage du cortisol.

IMPORTANT : ne pas attendre le résultat des dosages hormonaux pour commencer le traitement mais prélever du sang pour des dosages ultérieurs (au minimum : cortisol).

Urgence – Traitement de l'insuffisance surrénale aiguë

1. Traitement symptomatique

- Réhydratation :
  - 1re heure : 1 L de sérum physiologique.
  - 2e-3e heure : 1 L de sérum physiologique.
  - 3e-24e heure : 2 à 3 L de G 5 % + NaCl en fonction des résultats biologiques.
- Hypoglycémie (si profonde) : G 30 %.
- Hyperkaliémie (si troubles rythmiques) : résine échangeuse d'ions (**Kayexalate®**), chlorure de calcium ou bicarbonate de sodium.

2. Traitement hormonal

- Glucocorticoïdes : **hémisuccinate d'hydrocortisone** 100 mg en IV puis 100 mg/6 h.
- Minéralocorticoïdes : désoxycortone (**Syncortyl®**) 1 A de 10 mg en IM.

+ traitement du facteur déclenchant.

THÉRAPEUTIQUE

Forme lente : un traitement de substitution à vie est nécessaire (hydrocortisone et 9-alpha-fludrocortisone), associé à un éventuel traitement de la cause.

Forme aiguë : urgence (voir ci-dessus).

Soins – Éducation thérapeutique du patient atteint d'une maladie d'Addison

- L'éducation thérapeutique s'inscrit dans un processus d'apprentissage et de soutien qui vise à permettre au patient de mieux gérer sa maladie et son traitement de substitution à vie.
- Ce processus s'appuie sur les éléments suivants :
  - Un diagnostic éducatif : identification de ce que comprend le patient de sa maladie, mise en évidence des ressources et potentialités du patient (pour comprendre, adapter, faire face au quotidien), prise en compte de son vécu psychologique, du soutien apporté par son entourage…
  - Le repérage et la négociation avec le patient des compétences à développer, par lui et son entourage.
  - Un suivi éducatif qui vise à s'assurer du maintien des compétences acquises dans le temps, des réajustements nécessaires, à analyser les incidents survenus (reprise éducative) ou évités.

Les séances d'éducation sont intégrées au suivi médical et visent les objectifs prioritaires suivants :

- Adapter les doses de son traitement à des situations particulières : en cas de grande chaleur, d'infection, de stress.
- Connaître les circonstances de survenue d'une insuffisance surrénalienne : voir l'encadré « Comprendre – L'insuffisance surrénale aiguë » p. 93.
  - En reconnaître les signes.
  - Informer et former son entourage à la reconnaissance de ces signes et à la mise en œuvre de conduites adaptées : installation/protection du patient, personnes à alerter…
- Avoir en permanence sur lui :
  - Une carte mentionnant sa pathologie.

- Une ampoule d'hydrocortisone à administrer en IM en cas de vomissements (injection par le patient ou son entourage).

- Des outils pédagogiques facilitent la conduite de ces séances : imagiers, exercices de mises en situation individualisés, aides mémos remis au patient…

5. PHÉOCHROMOCYTOME

L'essentiel à retenir

- Tumeur sécrétant des **catécholamines** dont la conséquence est une hypertension artérielle.
- Tumeur le plus souvent surrénalienne et bénigne (90 %), mais certaines formes sont extra-surrénales (10 %), malignes (10 %) ou familiales (10 %).
- La principale manifestation est une **crise hypertensive paroxystique** avec céphalées, sueurs et palpitations.
- Le dosage des catécholamines et de leurs dérivés dans les urines ou dans le sang permet de faire le diagnostic.
- La tumeur est localisée par le scanner, l'IRM ou la scintigraphie à la MIBG.
- Le traitement est une exérèse de la tumeur après une préparation médicale pour contrôler la pression artérielle.

DÉFINITIONS ET CAUSES

- Tumeur sécrétant des catécholamines (adrénaline et noradrénaline) qui jouent un rôle essentiel dans la régulation de la pression artérielle.
- Cause (tumeur : bénigne = 90 %, maligne = 10 % des cas) :
  - Tumeur surrénalienne (médullosurrénale) : 90 % des cas.
  - Tumeur développée à partir de résidus embryonnaires extrasurrénaux : 10 % des cas.
  - À noter : formes familiales dans 10 % des cas (atteinte bilatérale des surrénales) avec parfois intégration dans des phacomatoses.

Comprendre – Les phacomatoses

- Définition : maladies génétiques caractérisées par un développement anormal des feuillets embryonnaires.
- Néoplasies endocrines multiples (NEM) associant d'autres atteintes endocrines :
  - NEM II A ou syndrome de Sipple = phéochromocytome + carcinome médullaire de la thyroïde + hyperparathyroïdie.
  - NEM II B ou syndrome de Gorlin = phéochromocytome + cancer médullaire de la thyroïde + anomalies cutanées, muqueuses et digestives.
- Autres phacomatoses où un phéochromocytome est fréquemment retrouvé :
  - Neurofibromatose de von Recklinghausen.
  - Maladie de Von Hippel-Lindau.
  - Sclérose tubéreuse de Bourneville.
  - Syndrome de Sturge-Weber.

ÉPIDÉMIOLOGIE

- Responsable de 0,1 à 1 % des cas d'hypertension artérielle.
- Se développe le plus souvent chez l'adulte sans prédominance de sexe.

SIGNES ET SYMPTÔMES

2 tableaux :
- Hypertension artérielle paroxystique dont les crises sont déclenchées par un effort, des médicaments ou des émotions et dont la durée est d'environ une heure :
  - Douleur abdominale et lombaire.
  - Douleur thoracique de type angor.
  - Céphalée violente.
  - Pâleur, sueurs et palpitations.
  - Hypertension avec des chiffres très élevés.
- Hypertension artérielle permanente qui peut également être entrecoupée de paroxysmes.

L'hypotension orthostatique est fréquente.

INVESTIGATIONS

Biologie :
- Urines : catécholamines et leurs métabolites (acide vanylmandélique = VMA).
- Sang : catécholamines, glycémie.

Imagerie (localisation de la tumeur) :
- Scanner et/ou IRM.
- Scintigraphie à la MIBG (^{131}I-méta-iodo-benzyl-guanidine) après préparation par une prise d'iode (solution de Lugol fort) pour saturer la thyroïde et éviter la fixation du produit radioactif sur cette glande.

Soins – Dosage des catécholamines

Urines :
- Recueil sur un milieu acide : adjonction d'acide chlorhydrique préalable.
- Pendant 24 heures, pendant 1 heure ou sur les urines de la nuit selon les techniques.

Sang :
- Prélèvement le matin à jeun.
- Au moins 30 minutes après la pose d'un cathéter veineux.
- Sujet allongé, au repos depuis la veille.

ÉVOLUTION, COMPLICATIONS, PRONOSTIC

- **Complications** :
  - Celles de l'hypertension artérielle : rétinopathie, infarctus du myocarde, hémorragie cérébrale.
  - Hyperglycémie (diabète chez les personnes prédisposées).
  - Lors de la crise paroxystique : risque de troubles du rythme cardiaque.
- **Pronostic** : sombre dans les formes malignes.

THÉRAPEUTIQUE

- Exérèse chirurgicale de la tumeur.
- Préparation médicale préalable pour éviter une crise hypertensive : α-bloquants comme par exemple l'uradipil (Eupressyl®, Médiatensyl®), la prazosine (Minipress®, Alpress®).

OBJECTIFS DES SOINS INFIRMIERS

Diagnostics infirmiers prévalents

- Fatigue
- Douleur
- Excès de volume liquidien
- Risque élevé d'excès nutritionnel
- Perturbation de l'image corporelle

Contribuer à l'identification des répercussions cliniques des maladies des glandes surrénales et suivre leur évolution :

Observation	Maladie de Cushing	Insuffisance surrénale	Hyperaldostéronisme	Phéochromocytome
Morphologie	Prise de poids (répartition facio-tronculaire), amyotrophie des membres	Amaigrissement		
État cutané	Fragilité, vergetures, acné, augmentation de la pilosité	Pigmentation de la peau et des muqueuses		
Douleurs	Vertébrales (ostéoporose)	Asthénie, troubles digestifs (douleurs abdominales, nausées, vomissements, diarrhée, anorexie). Si crampes, paralysies musculaires (hyperkaliémie) : urgence, insuffisance surrénale aiguë	Crampes, paresthésies (signes d'hypokaliémie)	Céphalées violentes, douleurs abdominales, lombaires, thoraciques, palpitations
Comportement	Troubles anxio-dépressifs	Frilosité, tendance dépressive. Si délire, agitation, confusion : urgence, insuffisance surrénale aiguë	Soif de compensation : syndrome polyuro-polydipsique	Pâleur, sueurs
Dosages hormonaux	Cortisolémie, ACTH		Aldostérone, rénine	Catécholamines
Paramètres à mesurer	Pouls – Pression artérielle – Diurèse (troubles hydroélectrolytiques, dosages hormonaux)			
Spécificités	HTA Glycémies : diabète latent Poids	Hypotension aggravée en position debout Poids	HTA et hypotension orthostatique	HTA permanente et hypotension orthostatique Glycémies : dépistage du diabète

Mettre en œuvre les dosages hormonaux et les tests afin d'en assurer la qualité, la fiabilité et par conséquent la validité diagnostique, en se référant au protocole de chaque examen :

– Se renseigner sur les conditions des prélèvements (dosages) et des prises médicamenteuses (tests) :
  • Horaires à respecter en fonction d'un cycle de sécrétion, de l'administration d'un traitement.
  • Fréquence des prélèvements et des prises médicamenteuses : par voie orale ou IV.
  • Liquides biologiques à prélever : sang, urines.
  • Volumes de liquides biologiques requis : urines de 24 heures, échantillon…
– Préparer le matériel :
  • Tubes de recueil, cantines urinaires recommandées par le laboratoire.
  • Matériel pour réaliser un prélèvement sanguin.
  • Traitement médicamenteux à administrer au décours du test.
– Planifier dans l'organisation du travail la date du test et l'horaire de début et de fin.
– Susciter la collaboration du patient (hors situation d'urgence vitale) :
  • L'informer des objectifs du dosage ou du test en complément et en cohérence avec les informations médicales.
  • L'informer des conditions dans lesquelles le dosage ou le test se réalise :
    - Moments des prélèvements, durée du test ou du dosage, nombre de prélèvements,

nature des prélèvements, matériel de recueil utilisé…
- Obtenir sa participation :
  - Vérifier sa compréhension, notamment des nécessités éventuelles : d'être au repos, de rester allongé, de ne pas jeter ses urines…
  - Prévoir une installation confortable, des occupations au lit…
  - L'inciter à questionner tout au long du déroulement du dosage ou du test.

– Garantir l'acheminement au laboratoire :
  - Respecter les conditions de conservation des liquides biologiques prélevés : température, emballage, étiquetage au lit du patient de chaque tube ou échantillon de liquide biologique avant son envoi au laboratoire.
  - Renseigner rigoureusement les documents de demandes d'examen fournis par les laboratoires.

– Suivre le rendu des résultats :
  - Connaître l'interprétation globale des résultats du dosage ou du test.
  - À la demande du patient, apporter des explications complémentaires ou reformuler l'information médicale, afin de faciliter sa compréhension.

– Voir les encadrés suivants :
  - « Comprendre – Pourquoi doser le cortisol sanguin à des horaires précis ? » p. 85.
  - « Soins – Test de freinage à la dexaméthasone » p. 84.
  - « Soins – Test à la CRH » p. 85.
  - « Soins – Dosages de l'aldostérone et de la rénine » p. 90.
  - « Soins – Test à la métyrapone (Métopirone®) » p. 95.
  - « Soins – Dosage des catécholamines » p. 99.

En cas de traitement médical, surveiller l'apparition d'effets secondaires :

– Identifier avec le patient la survenue de :
  - Troubles digestifs : nausées, vomissements, diarrhées.
  - Troubles cutanés.
  - Somnolence, confusion, vertiges, céphalées.
  - Gynécomastie, impuissance, troubles des règles.
– Mesurer la pression artérielle : HTA, hypotension orthostatique.
– Sur prescription médicale contrôler la kaliémie.
– Voir l'encadré « Soins – Surveillance d'un patient traité médicalement pour une maladie de Cushing » p. 87.

Contribuer à la prise en charge des situations d'urgence :

– Voir l'encadré « Soins – Prise en charge d'un patient présentant une insuffisance surrénale aiguë » p. 95.
– Voir l'encadré « Urgence – Traitement de l'insuffisance surrénale aiguë » p. 96.

Faciliter la compréhension par le patient de sa maladie, de son traitement et des différents examens pratiqués :

– S'entretenir avec le patient afin d'analyser ce qu'il perçoit, comprend…
– Adapter les apports d'information : langage simple, utiliser des dessins, schémas pour faciliter la concrétisation des notions.
– Reformuler l'information médicale reçue si le besoin est exprimé par le patient ou identifié par le soignant.
– Voir l'encadré « Soins – Éducation thérapeutique du patient atteint d'une maladie d'Addison » p. 96.
– Voir l'encadré « Soins – Prévenir la survenue d'un syndrome de Cushing chez les patients sous corticothérapie au long cours » p. 86.

Auto-évaluation : Vrai ou Faux

1. Dans la maladie de Cushing, on retrouve une élévation permanente de la cortisolémie.
2. Le cortisol se dose à tout moment de la journée.
3. La prise de poids rapide est l'un des signes cliniques de la maladie de Cushing.
4. La prise de corticoïdes au long cours, pour leurs effets anti-inflammatoires ou immunosuppresseurs, expose les patients aux mêmes conséquences qu'une maladie de Cushing.
5. La prévention du syndrome de Cushing iatrogène repose sur des mesures diététiques.
6. L'arrêt brutal d'une corticothérapie expose à une insuffisance surrénale aiguë.
7. L'amaigrissement est l'un des signes observés dans la maladie d'Addison.
8. La maladie d'Addison est due à un déficit de sécrétion des hormones par la corticosurrénale.
9. L'insuffisance surrénale aiguë peut être due à un arrêt brutal d'un traitement par des corticoïdes.
10. L'insuffisance surrénale aiguë expose à un risque de défaillance circulatoire potentiellement mortelle.
11. Le stress peut être à l'origine d'une insuffisance surrénale aiguë chez un patient atteint d'une maladie d'Addison.

Réponses

1. **Vrai** : car la maladie de Cushing est due à un adénome hypophysaire sécrétant de l'ACTH qui déclenche une surproduction de glucocorticoïdes par la surrénale.
2. **Faux** : le cortisol se dose le matin en raison de sa sécrétion cyclique, qui est maximale le matin. L'interprétation du taux nécessite de connaître l'heure exacte du prélèvement.
3. **Vrai** : cette surcharge pondérale se localise préférentiellement au niveau de la face et du tronc, avec notamment un visage « lunaire », une accumulation de graisse au niveau de la nuque (« bosse de bison »), une augmentation de volume de l'abdomen.
4. **Vrai** : on parle dans ce cas d'un syndrome de Cushing iatrogène, puisqu'induit par une thérapeutique.
5. **Vrai** : ces mesures diététiques visent à corriger notamment les effets cataboliques d'un apport exogène en glucocorticoïdes et reposent sur une alimentation riche en protides, calcium et potassium mais pauvre en sel.
6. **Vrai** : les glucocorticoïdes exogènes (corticothérapie) ralentissent la sécrétion physiologique (endogène) de cortisol, les surrénales peuvent ne pas repartir au moment du sevrage brutal de la corticothérapie.
7. **Vrai** : cet amaigrissement s'accompagne d'autres signes tels que l'asthénie, la frilosité, la tendance dépressive.
8. **Vrai** : il s'agit de trois hormones : le cortisol, l'aldostérone et les hormones sexuelles (androgènes).
9. **Vrai** : le traitement d'une insuffisance surrénale aiguë est une urgence vitale; parmi les circonstances de survenue, on trouve une interruption de traitement (sevrage brutal d'une corticothérapie au long cours) ou une affection intercurrente chez les patients traités pour leur maladie d'Addison.
10. **Vrai** : l'insuffisance surrénale aiguë se manifeste par des troubles hydroélectrolytiques majeurs : déshydratation, hypoglycémie, hyperkaliémie en lien avec l'effondrement de la production d'hormones minéralo- et glucocorticoïdes.
11. **Vrai** : chez le patient addisonien, la production des hormones par les surrénales ne peut s'adapter (« hormones du stress ») et en l'absence d'augmentation des doses de corticoïdes normalement absorbées, le risque est une décompensation aiguë potentiellement mortelle (insuffisance surrénale aiguë).

MALADIES DES GLANDES GÉNITALES

CHEZ L'HOMME

1. HYPOGONADISME MASCULIN

L'essentiel à retenir

- L'hypogonadisme masculin est dû à un **déficit en testostérone** dont les causes peuvent être hypothalamo-hypophysaires ou testiculaires.
- Le principal signe clinique est l'**impubérisme**.
- Le **syndrome de Klinefelter**, affectant une naissance masculine sur 500, est la forme la plus typique.
- Les examens diagnostiques comprennent un bilan hormonal, une IRM cérébrale à la recherche d'une cause centrale ainsi qu'un spermogramme et un caryotype.
- Dans les formes d'origine centrale, une procréation est possible grâce à un traitement hormonal adapté; par contre, en cas d'origine testiculaire, la stérilité est en général définitive.

Définitions et causes

– Déficit en hormones masculines, notamment la testostérone.
– 2 types :
  - **Déficit d'origine centrale** (anomalies hypothalamo-hypophysaires, c'est-à-dire absence ou insuffisance de production de gonadotrophines hypophysaires LH et FSH avec testostérone basse) : tumeur, inflammation (sarcoïdose, tuberculose…), maladies génétiques (syndrome de Kallmann-De Morsier, voir encadré p. 111).
  - **Déficit d'origine testiculaire** (LH et FSH élevées avec testostérone basse) :
    - Origine chromosomique : syndrome de Klinefelter (voir encadré p. 109).
    - Anorchidie : absence de testicules, cependant du tissu testiculaire a existé à un moment donné au cours de la vie fœtale du fait du développement « mâle » et il a ensuite complètement disparu sans qu'on puisse en trouver l'étiologie.
    - Cryptorchidie (testicules mal descendus).
    - Atteintes toxiques : chimiothérapie, radiations ionisantes, marijuana, alcool…
    - Oreillons : orchite (inflammation testiculaire) en période pubertaire.
    - Différentes anomalies génétiques complexes : déficits d'enzymes intervenant dans la production de la testostérone, anomalies des récepteurs de LH et de FSH.

Comprendre – Fonction hormonale des testicules

- Les cellules de Leydig fabriquent de la testostérone sous l'effet de la stimulation par la LH et la libèrent dans la circulation sanguine ainsi que dans l'interstitium testiculaire.

- L'action de la testostérone sur les canalicules spermatiques s'exerce par l'intermédiaire des cellules de Sertoli, lesquelles, de leur côté, sont stimulées par la FSH pour synthétiser une protéine de liaison (ABP) pour la testostérone et la dihydrotestostérone.
- La testostérone et l'inhibine peuvent exercer une action inhibitrice sur la sécrétion hypophysaire de FSH.
- Dans certains tissus, une transformation (en petite quantité) de testostérone en œstrogènes et en dihydrotestostérone ayant un effet très puissant est possible.

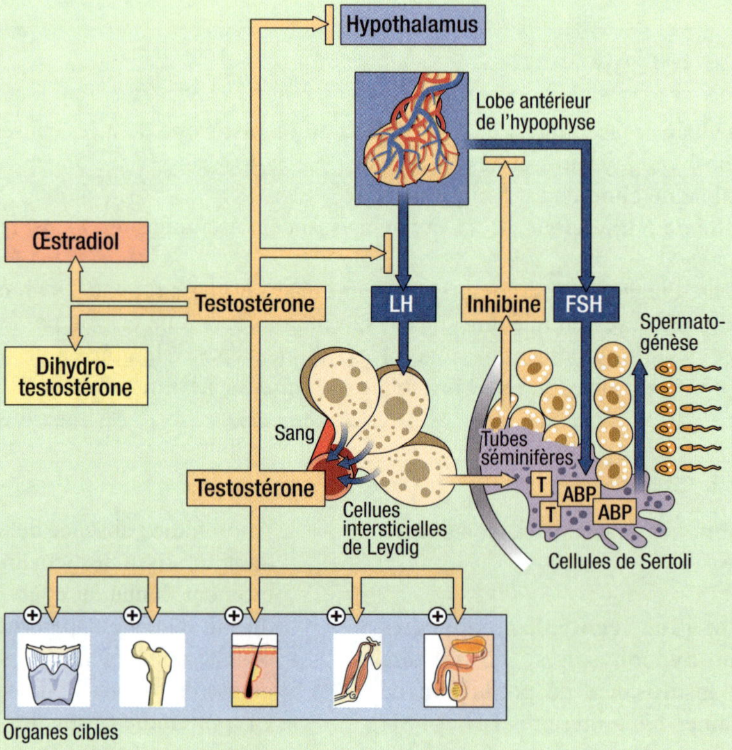

Figure 5.1 : Régulation des fonctions endocrines et exocrines des testicules et de la testostérone.

Épidémiologie

La multiplicité des causes rend ce problème relativement fréquent.

Signes et symptômes

En fonction de la date à laquelle l'hypogonadisme survient, trois grands tableaux :

1. In utero : déficit en testostérone ou insensibilité à cette hormone entraînant un tableau de pseudo-hermaphrodisme masculin.
2. À l'âge pubertaire : tableau d'impubérisme.
3. À l'âge adulte (le tableau ne se manifeste qu'en cas d'évolution longue sur plusieurs années) : régression des caractères sexuels secondaires, impuissance avec disparition de la libido (indifférence sexuelle complète).

Tableau 5.1 : Manifestations cliniques d'un déficit gonadotrope congénital chez le garçon.

- Testicules de petite taille (< 5 mL) ou absents
- Pénis < 5 cm
- Scrotum non pigmenté et lisse
- Aspect eunuchoïde : distance tête/pubis < pubis/sol
- Morphotype féminin
- Pilosité axillopubienne absente ou réduite
- Absence de golfes frontaux
- Voix infantile
- Masses musculaires réduites
- Libido absente
- Retard de maturation osseuse et ostéoporose

Investigations

Bilan hormonal :

- Dosages hormonaux hypophysaires : FSH et LH.
  - FSH et LH élevées : hypogonadisme d'origine testiculaire.
  - FSH et LH basses : hypogonadisme d'origine hypothalamo-hypophysaire.
  - Test à la GnRH → voir encadré ci-dessous.
- Hormones testiculaires :
  - Dosage de la testostérone.
  - Dosage de l'inhibine B (hormone sécrétée par les cellules de Sertoli dans le testicule et qui exerce un rétrocontrôle négatif au niveau de la sécrétion hypophysaire de FSH, voir encadré « Comprendre – Fonction hormonale des testicules »).
  - Test de stimulation par l'hCG (hormone choriogonadotrophique) : étude de la capacité du testicule à fabriquer des hormones.

Soins – Test à la GnRH

Objectif : évaluation de la capacité hypophysaire → la GnRH est une hormone hypothalamique qui stimule la libération de FSH et de LH par l'hypophyse.

Procédure :

- Injection de 100 µg de GnRH.
- Dosage de la FSH et de la LH 15, 30, 45 et 60 minutes après l'injection.

Interprétation :

- Normalement : × 3-6 du taux de LH et × 1,5-3 du taux de FSH, avec pic entre 30 et 45 minutes après l'injection.
- Absence d'augmentation : origine de l'anomalie au niveau de l'hypophyse.

Imagerie : scanner et IRM à la recherche d'une tumeur de la région hypothalamo-hypophysaire.

Autres examens :

- Spermogramme :
  - Technique : réalisation après 3 à 4 jours d'abstinence.
  - Résultats :
    - Volume normal : 2-4 mL.
    - Nombre de spermatozoïdes entre 60-100 millions/mL : oligospermie si < 20 millions/mL.
    - Mobilité de 50-60 % à la 1re heure : asthénospermie si < 50 %.
    - Formes normales > 50 % : tératospermie si < 50 %.
- Caryotype à la recherche d'une anomalie chromosomique.

Comprendre – Le caryotype

- Les chromosomes sont présents dans les noyaux des cellules et contiennent l'ADN qui renferme le code génétique de chaque individu.
- Les chromosomes sont au nombre de 46 divisés en paires autosomes (1 à 22) et en chromosomes sexuels (XX chez la femme et XY chez l'homme).
- Le caryotype est l'analyse de la constitution chromosomique d'une personne.
- Les chromosomes sont le plus souvent étudiés au niveau des lymphocytes du sang périphérique (5-10 mL de sang veineux).

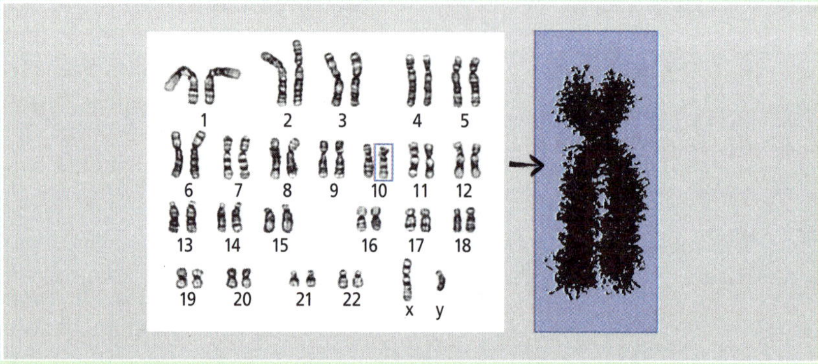

Figure 5.2 : Caryotype d'un homme. À gauche : 46 chromosomes.
À droite : grossissement d'un chromosome.

Évolution, complications et pronostic

- Pronostic plutôt favorable dans les formes liées à une cause hypothalamo-hypophysaire : les différents traitements permettent en général un rétablissement de la fertilité.
- Dans les formes d'origine testiculaire, les androgènes permettent d'obtenir une virilisation mais sont inefficaces sur la spermatogénèse.

Traitement

- Dans les formes d'origine testiculaire et en cas d'absence de désir de procréation : traitement substitutif par les androgènes (testostérone ou dérivés).
- En cas de désir de procréation : traitement de l'infertilité :
  - Induction de la spermatogénèse.
  - Produits utilisés : gonadotrophines (Purégon®, Gonal-F®…) : injections SC ou IM 2 à 3 fois/semaine, pendant 3-4 mois minimum.

Informations pharmacologiques

Androgènes

Propriétés – Mécanismes d'action

Hormones nécessaires au développement des organes génitaux et des caractères sexuels secondaires masculins, qui stimulent par ailleurs la croissance osseuse et la fabrication des cellules sanguines (hématopoïèse) au niveau de la moelle à forte dose.

Indications

Par voie générale :
- Hypogonadisme masculin.
- État de dénutrition chez la personne âgée.
- Aplasies médullaires résistantes aux autres traitements.

Par voie percutanée :
- Gynécomastie idiopathique chez l'homme.
- Lichen scléro-atrophique balanopréputial ou vulvaire.

Contre-indications
- Grossesse et allaitement, enfants impubères, femme non ménopausée.
- Adénome ou cancer de la prostate, cancer du sein chez l'homme.
- Insuffisance hépatique.
- États d'agressivité.

Effets secondaires – Surveillance
- Chez l'homme : acné, gynécomastie, diminution de la spermatogénèse.

– Chez la femme : acné, virilisation (pilosité, voix), hypertrophie du clitoris, augmentation de la libido.
– Troubles neuropsychiques chez les sportifs en cas d'utilisation abusive (dopage) avec parfois véritable dépendance (et syndrome de sevrage similaire à celui observé avec les opiacés).

Une surveillance de la fonction hépatique, du bilan lipidique et de l'équilibre hydrosodé est nécessaire.

ATTENTION : risque de potentialisation des effets des AVK et des sulfamides hypoglycémiants.

Conseils pratiques
Utiliser une seringue en verre avec l'Androtardyl®.

Produits disponibles par voie générale (exemples) : testostérone (Androtardyl®, Pantestone®).

Comprendre – Syndrome de Klinefelter

Définition et causes
Anomalie chromosomique avec un chromosome X supplémentaire : caryotype 47, XXY.

Épidémiologie : 1 naissance masculine pour 500.

Signes et symptômes

- **En anténatal** : dépistage sur le caryotype si demandé du fait de l'âge avancé de la mère.
- **À la naissance** (vérification systématique de la présence des deux testicules) :
  - Anomalies des organes génitaux externes :
    + Micropénis (< 3 cm).
    + Absence uni- ou bilatérale de testicule (cryptorchidie).
  - Poids et périmètre crânien inférieurs à la normale.
- **Dans l'enfance** :
  - Micropénis, petits testicules.
  - Grande taille disproportionnée : membres inférieurs trop longs (distance tête/pubis < distance pubis/sol), minceur.
  - Retard psychomoteur, difficultés scolaires, troubles du caractère.
- **À l'adolescence et à la puberté** :
  - Développement pubertaire lent et incomplet.
  - Pilosité pubienne triangulaire, rasages peu nécessaires.
  - Gynécomastie (hypertrophie des seins) à la puberté.
  - Scoliose fréquente.
- **Chez l'adulte** :
  - Régression du volume des testicules qui deviennent durs et insensibles.
  - Troubles glycémiques et obésité.

Investigations

- **Dosages hormonaux** :
  - FSH et LH élevées.
  - Testostérone et inhibine B : abaissées.

- **Spermogramme** : azoospermie (absence de spermatozoïdes) ou diminution du nombre de spermatozoïdes dont la vitalité est anormale (oligoasthénospermie).
- **Caryotype** (seul examen diagnostique) :
  - 47, XXY dans la très grande majorité des cas.
  - Parfois mosaïque 46, XY/47, XXY.

Évolution, complications et pronostic

- Stérilité définitive avec azoospermie (absence de spermatozoïdes par développement anormal des tubes séminifères).
- Prédisposition au cancer du sein et aux tumeurs à cellules embryonnaires.

Traitement : administration d'androgènes (testostérone et dérivés) pour stimuler les caractères sexuels secondaires.

Comprendre – Pseudohermaphrodisme masculin

Définition et causes

- Anomalie de la différenciation sexuelle caractérisée par une virilisation insuffisante des organes génitaux internes et/ou externes chez des sujets de caryotype XY porteurs de testicules.
- Principales causes :
  - Développement testiculaire imparfait (dysgénésie).
  - Déficit de synthèse de la testostérone.
  - Insensibilité aux androgènes (testicule féminisant).

Le testicule féminisant

– Défaut de masculinisation chez des sujets avec un caryotype XY dû à une insensibilité aux androgènes par anomalie des récepteurs.
– Touche environ 1 enfant sur 30 000.
– L'aspect physique est féminin, mais le vagin est en cul-de-sac et il n'existe ni utérus, ni trompes mais des testicules abdominaux ou inguinaux. À la puberté, le développement des seins est normal mais aucune pilosité pubienne ou axillaire n'apparaît et il n'y a pas de règles (aménorrhée primaire).
– Le risque principal est la transformation cancéreuse des testicules.
– La castration (ablation des testicules) est nécessaire après la puberté. Une supplémentation hormonale est prescrite après l'intervention. Une plastie vaginale peut être nécessaire en cas de vagin trop court.

Épidémiologie : rare.

Signes et symptômes

- Aspect des organes génitaux variable, allant d'un micropénis avec anomalie de l'abouchement de l'uretère (hypospadias) à un aspect féminin normal.
- Testicules le plus souvent extériorisés, présents au niveau des bourrelets génitaux, ressemblant parfois à des hernies inguinales.

Investigations
- Bilan hormonal : testostérone, FSH et LH.
- Caryotype.

Évolution, complications et pronostic
- Le choix du sexe est difficile : ne faire aucune déclaration de naissance initiale, ni attribution de prénom avant le résultat du bilan.
- En cas de dysgénésie (développement imparfait) testiculaire ou de testicules abdominaux : risque de cancérisation imposant la castration.

Traitement
Les possibilités thérapeutiques dépendent de la cause et de l'anatomie extérieure du sujet.

Comprendre – Syndrome de Kallmann-De Morsier

- Syndrome familial associant :
  - Hypogonadisme.
  - Anosmie (absence d'odorat) due à une atrophie des bulbes olfactifs.
  - Malformations diverses des mains et de la face.
- Cause : anomalie de l'hypophyse entraînant un défaut de sécrétion de GnRH à l'origine d'un déficit en LH et FSH.
- Mode de transmission : mutation du gène KAL présent sur le chromosome X.
- Fréquence :
  - 1 garçon sur 10 000.
  - 1 fille sur 50 à 70 000.

2. CANCER DU TESTICULE

Définition et causes

- Tumeur maligne du testicule dont la quasi-totalité est d'origine germinale (tissu d'origine embryonnaire).
- Près de la moitié sont des séminomes (tumeurs développées à partir des cellules germinales) ; l'autre moitié est composée de carcinomes embryonnaires (tumeurs épithéliales développées à partir de tissu embryonnaire), de tératomes (tumeurs complexes formées de différents tissus d'origine embryonnaire), de tumeurs germinales mixtes ou de choriocarcinomes (tumeurs épithéliales dont la structure rappelle celle des villosités choriales).

Épidémiologie

- Cancer le plus fréquent chez l'homme entre 20 et 35 ans.
- Fréquence de 2 à 4/100 000. Le risque est multiplié par 35 en cas de cryptorchidie (testicule en position anormale, en général intra-abdominal).

Signes et symptômes

Grosse bourse chronique avec une masse testiculaire à la palpation associée à un épididyme et un cordon déférent normaux.

Investigations

- Échographie testiculaire.

- Dosage des marqueurs tumoraux : α-fœtoprotéine, β-HCG, LDH.
- Bilan d'extension à la recherche de métastases :
  - Ganglions sus- et sous-diaphragmatiques.
  - Poumons.
  - Os.

Évolution, complications et pronostic

- Pronostic lié à la présence de métastases et au type de tumeur :
  - Séminome : de meilleur pronostic avec plus de 100 % de guérison.
  - Choriocarcinome : seulement 60 % de guérison.
- Stérilité possible.

Traitement

- Orchidectomie (ablation du testicule) et curage ganglionnaire éventuel.
- Dans certains cas (métastases) : radiothérapie +/– chimiothérapie.
- Prévention des rechutes : surveillance clinique et dosages réguliers des marqueurs.
- Prélèvement de sperme et conservation indiqués chez les patients jeunes pour une éventuelle procréation par insémination en cas de stérilité séquellaire.

3. GYNÉCOMASTIE

L'essentiel à retenir

- La gynécomastie est l'augmentation du volume des seins chez l'homme.
- Elle est physiologique chez le nouveau-né, pendant la puberté et chez le vieillard.
- Les causes sont variées, mais il faut penser à l'existence d'une tumeur testiculaire ou surrénale.
- Le principal risque est la transformation cancéreuse.

Définition et causes

- Augmentation du volume du tissu mammaire chez l'homme.
- Normale chez le nouveau-né, pendant la puberté (transitoire) et chez le vieillard.
- Principales causes de la gynécomastie pathologique :
  - Médicaments : œstrogènes, androgènes, cimétidine, spironolactone…
  - Tumeurs (testicule, surrénale).
  - Insuffisance testiculaire.
  - Cirrhose du foie.
  - Hyperthyroïdie.

Épidémiologie

Très fréquente.

Signes et symptômes

- Glande mammaire palpable (supérieure à 2 cm).
- Signes de gravité : caractère évolutif et sensation de tension douloureuse.

Investigations

Bilan hormonal : recherche d'une tumeur testiculaire.

Imagerie : mammographie.

Évolution, complications et pronostic

- Régression spontanée fréquente ou après suppression de la cause.
- Gynécomasties anciennes : absence de régression car existence d'une fibrose.
- Risque de transformation cancéreuse imposant une surveillance régulière.

Traitement

- Premier traitement : suppression de la cause.
- Médicaments : androgènes par voie cutanée.
- En cas de gynécomastie fixée : chirurgie (notamment en cas de demande à visée esthétique de la part du patient).

Informations pharmacologiques

Androgènes (voir p. 108)

Conseils pratiques

Pour les formes percutanées :

- Appliquer sur une peau propre et sèche (bras, épaules et/ou abdomen).
- Laisser sécher quelques minutes avant de se rhabiller.
- Se laver les mains à l'eau et au savon après application.

Produits disponibles (exemples) : Androgel®, Andractim®.

CHEZ LA FEMME

1. AMÉNORRHÉE

N.B. Ce chapitre est traité plus en détail dans le fascicule « Gynécologie-obstétrique ». Les causes sont citées par ordre de fréquence.

Absence de règles chez une femme en âge d'être réglée. Elle peut être primaire (absence de règles à l'âge de 16 ans) ou secondaire (absence de règles pendant plus de trois mois chez une femme qui a déjà eu des règles).

Les causes des **aménorrhées primaires** sont :

1. Une malformation vaginale et/ou utérine.
2. Une anomalie de la différenciation sexuelle : syndrome du testicule féminisant (voir p. 110), syndrome de Turner (voir ci-dessous).
3. Une atteinte hypothalamo-hypophysaire.
4. Un retard pubertaire simple.

Les causes des **aménorrhées secondaires** sont :

1. Des pathologies générales influençant le métabolisme hormonal général : insuffisance rénale, cardiopathie, hépatopathie...
2. Des synéchies (accolements de la muqueuse) utérines.
3. Un trouble ovarien : insuffisance ovarienne, ovaires polykystiques, tumeur ovarienne virilisante.
4. Une hyperandrogénie : prise d'anabolisants, hyperplasie des surrénales, tumeurs virilisantes (corticosurrénalome).
5. Un trouble hypothalamo-hypophysaire : tumeurs, nécrose hypophysaire (syndrome de Sheehan), inertie post-pilule.
6. Une anorexie mentale à l'origine d'un déficit œstrogénique.

Comprendre – Fonction hormonale des ovaires

- Les ovaires possèdent environ 400 ovules subissant une maturation lors de chaque cycle menstruel avant d'être évacués dans les trompes pour atteindre l'utérus.
- La femme aura donc ses règles tant que des ovules seront disponibles, puis s'installera la ménopause*.
- L'ensemble du cycle est sous le contrôle des hormones FSH et LH libérées par le système hypothalomo-hypophysaire (voir Figure 5.3 ci-dessous).
- Toute anomalie au niveau de ce mécanisme complexe entraînera une anomalie au niveau des cycles (dysménorrhée et aménorrhée).
- Les signes apparaissant lors de la ménopause sont liés à l'incapacité de l'ovaire de poursuivre sa production hormonale (œstrogènes et progestérone).

* La ménopause est traitée dans le fascicule « Gynécologie et obstétrique ».

Comprendre – Les hormones sexuelles féminines

- Les œstrogènes et la progestérone sont fabriqués dans les ovaires sous le contrôle de la FSH et de la LH.
- Les œstrogènes et la progestérone agissent conjointement sur de nombreux organes : os, sein, tissu adipeux, organes génitaux.

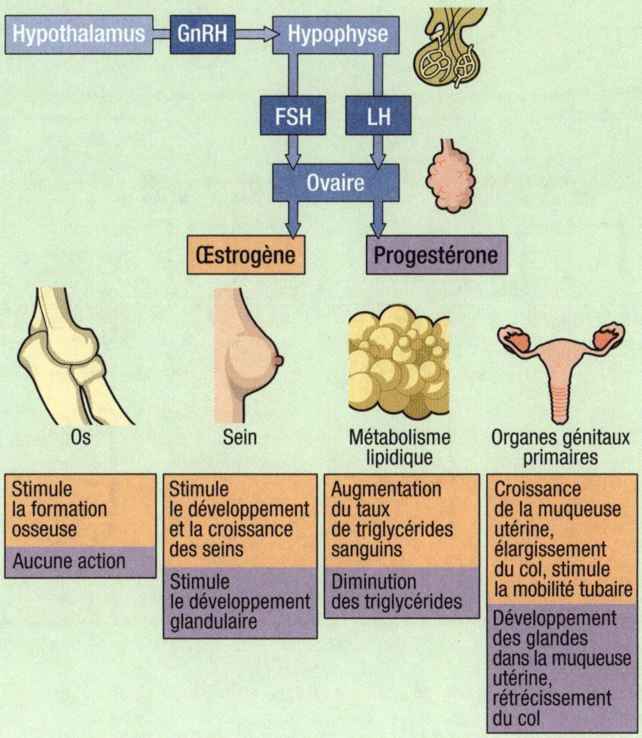

Figure 5.3 : Les actions des hormones sexuelles féminines œstrogènes et progestérone (œstrogènes : fond orange ; progestérone : fond violet).

Comprendre – Le cycle menstruel

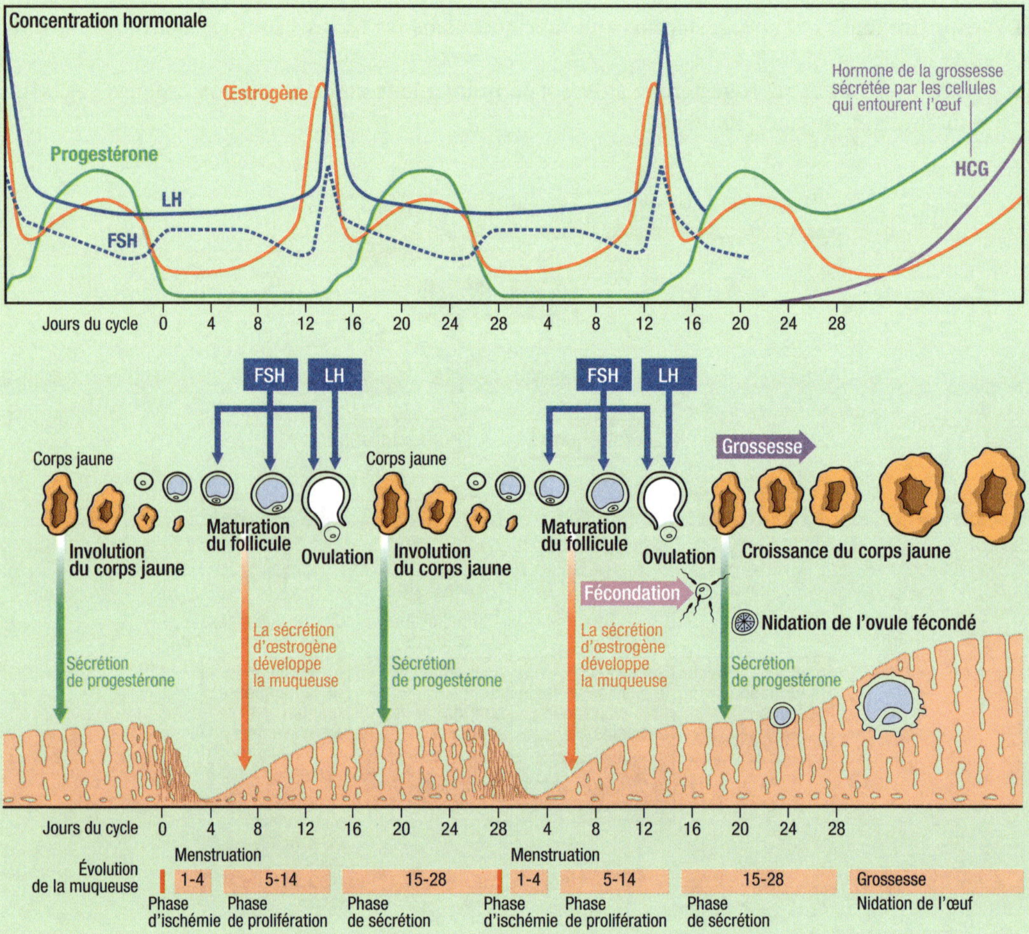

Figure 5.4 : Schéma des variations des concentrations des principales hormones et de leurs effets sur la muqueuse utérine et les ovaires pendant le cycle menstruel et pendant la grossesse.

2. INSUFFISANCE OVARIENNE PRIMITIVE

- Défaut de fonctionnement des ovaires se traduisant par une absence de règles (aménorrhée) dont la cause est une anomalie congénitale.
- Principales causes (voir p. 114) : la forme la plus typique est le syndrome de Turner (voir ci-dessous).

3. SYNDROME DE TURNER

Définition et cause

Maladie chromosomique avec un caryotype 45 XO (il s'agit de la seule atteinte viable avec perte d'un chromosome).

Épidémiologie : 1/2 500 naissances chez les filles.

Signes et symptômes

En anténatal :
- Dépistage sur le caryotype si demandé du fait de l'âge avancé de la mère.
- Anomalie échographique pouvant montrer des signes évocateurs.

À la naissance :
- Retard de croissance intra-utérin.
- Œdèmes du dos, des pieds et des mains ainsi que replis cutanés pigmentaires du dos et de la face (syndrome de Bonnevie-Ulrich).

Chez la fillette :
- Retard statural : petite taille, dépassant rarement 140 cm à l'âge adulte.
- Retard pubertaire :
  - Absence de règles (aménorrhée primaire).
  - Absence de développement de la vulve, du vagin et des seins.
  - Absence de pilosité axillaire et pubienne.
- Syndrome dysmorphique :
  - Cou palmé.
  - Anomalies des fentes palpébrales.
  - Micrognathisme : développement incomplet de la mandibule.
  - Raccourcissement du 4e métacarpien
  - Nombreux nævi pigmentaires.
- Malformations viscérales associées fréquentes : coarctation de l'aorte, malformations rénales…
- Développement psychomoteur variable avec déficit intellectuel fréquent.

Investigations

Dosages hormonaux = carence ovarienne totale.
- Œstrogènes plasmatiques : traces.
- FSH élevée.

Échographie (complétée parfois par une cœlioscopie) : absence d'ovaire ou, si forme incomplète, ovaires sans follicules.

Caryotype (seul examen diagnostique) : 46, XO (parfois mosaïques).

Évolution, complications et pronostic

Le pronostic est transformé par le traitement :
- Augmentation d'environ 10 cm de la taille obtenue avec l'hormone de croissance.
- Possibilité de grossesse par fécondation in vitro avec don d'ovocytes.

Thérapeutique

- ***Avant la puberté*** → objectif = augmentation de la taille : hormone de croissance synthétique.
- ***Après la puberté*** : traitement substitutif œstroprogestatif séquentiel prolongé assurant un développement pubertaire harmonieux et une vie sexuelle normale.

Informations pharmacologiques

Œstrogènes

Propriétés – Mécanismes d'action

Hormones reproduisant les effets des œstrogènes naturels au niveau des organes cibles, notamment l'utérus, le vagin, les seins, la peau et les os.

Indications
- Substitution en œstrogènes après la ménopause, ovariectomie ou en cas d'insuffisance hormonale (origine ovarienne ou hypothalamo-hypophysaire).
- Cancer de la prostate.

Contre-indications
- Antécédents thromboemboliques.
- Antécédents de cancer du sein ou de l'utérus.
- Atteinte hépatique sévère.

Effets secondaires – Surveillance

Effets secondaires plus marqués par voie orale que par voie percutanée.
- Signes de surdosage : tension des seins, nausées, irritabilité, jambes lourdes.
- Signes de sous-dosage : bouffées de chaleur, céphalées, sécheresse vaginale.

- Métrorragies, pigmentation de la peau (chloasma = taches à contours géographiques surtout au niveau du visage).
- Accident thromboembolique, ictère, galactorrhée → arrêt immédiat du traitement.

Chez l'homme :
- Féminisation : gynécomastie, impuissance, atrophie des organes génitaux externes, diminution de la pilosité.
- Troubles digestifs, prise de poids, jambes lourdes, lithiase biliaire.

Produits disponibles (exemples)

Œstrogènes par voie percutanée :
- *Gel* à appliquer sur une large surface (avant-bras, cuisses... mais pas sur les seins) : Œstrogel®
- *Patch à renouveler 1 ou 2 fois par semaine :* Estraderm TTS®, Estrapatch

Œstrogènes par voie nasale : Aérobiol® (1 prise à la même heure chaque jour pendant 21 jours sur 28).

Voie orale (1 dose, 21 jours sur 28) : Estrofem®, Prémarin®, Progynova®.

Progestatifs

Propriétés – Mécanismes d'action

La progestérone est une hormone féminine, inactive chez l'homme, dont le rôle initial est de permettre la fixation de l'œuf sur la muqueuse utérine après action des œstrogènes (préparation de la muqueuse utérine à la nidation de l'œuf si ovule fécondé). Elle est par ailleurs indispensable au maintien de la grossesse.

Selon le produit, les dérivés de la progestérone peuvent avoir des effets androgéniques (développement des caractères sexuels masculins et intégration dans l'organisme des protéines et des lipides = effet anabolique) ou anti-androgéniques.

Indications

Variables selon les produits :
- Traitement de la stérilité.
- Troubles de la ménopause.
- Aménorrhées, dysménorrhées, métrorragies.
- Mastodynies, mastopathies (sous forme de gel).
- Cancer de la prostate (Androcur®).
- Hirsutisme féminin (Androcur®, en association avec un œstrogène).
- Cancer du sein et de l'utérus (Dépo-Prodasone®, Farlutal®, Mégace®).

Contre-indications
- Insuffisance hépatique sévère.
- HTA sévère.
- Antécédents thromboemboliques.

Effets secondaires – Surveillance
- Saignements, spottings.
- Accident thromboembolique.
- Hépatite.
- Pour ceux utilisés dans le cancer du sein et de l'utérus : HTA.

Produits disponibles (exemples) : Androcur®, Duphaston®, Progestogel®, Utrogestan®

Associations œstroprogestatives prêtes à l'emploi = « pilules ».

Hormone de croissance

Propriétés – Mécanismes d'action

Produit ayant les mêmes propriétés que l'hormone de croissance naturelle, notamment une stimulation de la croissance osseuse.

Contre-indications : processus tumoral évolutif.

Effets secondaires – Surveillance
- Risque d'hypothyroïdie → surveillance et traitement substitutif si nécessaire.
- Lipodystrophie → varier les sites d'injections.
- Hyperglycémie avec insulinorésistance → surveiller la glycémie.
- Œdèmes transitoires

Conseils pratiques
- Éviter de secouer trop fortement le flacon après réhydratation par le solvant pour ne pas dénaturer le principe actif.
- 3-7 injections/semaine, faites le soir.

Produits disponibles (exemples) : Génotonorme®, Norditropine®, Umatrope®, Zomacton®.

4. CANCER DE L'OVAIRE

Définition et causes

- Tumeur maligne de l'ovaire le plus souvent d'origine épithéliale.
- Dans 5 % des cas, il existe une prédisposition héréditaire.

Épidémiologie

- Fréquence : en augmentation depuis 30 ans avec 5 000 cas par an en France et 3 000 décès.
- 3e cause de mortalité par cancer chez la femme derrière les cancers du sein et du côlon.
- Âge de survenue : en général entre 50 et 70 ans.

Signes et symptômes

La découverte est souvent tardive car **les signes sont peu spécifiques :**
- Douleurs abdominopelviennes.
- Augmentation de volume de l'abdomen.
- Hémorragies génitales.

Au **stade de complications** (torsion, hémorragie intratumorale ou intrapéritonéale) :
- Tableau d'urgence chirurgicale abdominale : douleurs abdominales, défense voir contracture à la palpation.
- Signes de compression des voies urinaires : douleurs lombaires, oligurie (voire anurie).
- Troubles circulatoires des membres inférieurs par compression des vaisseaux au niveau du petit bassin (œdème, douleurs).
- Signes d'infection abdominale : douleurs abdominales, fièvre.

Investigations

- Échographie complétée par un scanner abdominal pour évaluer l'extension cancéreuse (atteinte ganglionnaire, hépatique…).
- Dosage du marqueur tumoral CA 125.
- Bilan d'extension :
  - Scanner pulmonaire.
  - Lavement baryté : recherche d'une compression ou d'une néoplasie colique associée.

Cependant, seule la laparotomie permettra de préciser la véritable extension cancéreuse.

Évolution, complications et pronostic : survie globale à 5 ans de 30 %.

Traitement

- Chirurgie + chimiothérapie, éventuellement complétées par l'hormonothérapie et l'immunothérapie par voie intrapéritonéale.
- Dans les formes familiales : conseil génétique, dépistage et ovariectomie proposée chez les femmes de plus de 35 ans ne désirant plus d'enfants.
- Surveillance des récidives : dosage du CA 125.

5. HIRSUTISME

L'essentiel à retenir

- L'hirsutisme est la présence de poils chez la femme dans des régions où ils sont habituellement absents.
- Il peut s'agir d'une prédisposition familiale ou ethnique (femme « poilue ») mais il faut rechercher des anomalies surrénaliennes et ovariennes (tumeurs notamment).
- Le traitement permet de très bons résultats.

Définition et causes

- Pilosité abondante chez la femme dans des zones habituellement sans poils (**hypertrichose**).
- Plusieurs mécanismes sont possibles :
  1. Augmentation de la sensibilité des récepteurs pileux aux androgènes : forme idiopathique, souvent familiale (origine ethnique +++).

2. Hypersécrétion d'androgènes par la surrénale (hyperplasie ou tumeur) ou les ovaires (ovaires polykystiques ou tumeur).
3. Iatrogénie : prise de corticoïdes, d'androgènes…

Épidémiologie : la forme idiopathique est de loin la plus fréquente.

Signes et symptômes

- Présence de poils sur le visage, les mamelons, la poitrine et la ligne blanche abdominale.
- Pilosité pubienne en losange s'étendant sur la face interne des cuisses.
- Signes d'hyperandrogénie (**virilisme**) en cas de cause surrénalienne ou ovarienne :
  - Voix rauque.
  - Acné, séborrhée.
  - Golfes frontotemporaux.
  - Hypertrophie clitoridienne.
  - Règles irrégulières.

Investigations

Bilan hormonal :

- Taux sanguins de testostérone et de ses précurseurs (Δ4-androstènedione, déhydroépiandostérone = DHA avec sa forme sulfate = SDHA).
- Tests dynamiques surrénaux (test de stimulation par l'ACTH, test de freinage par la dexaméthasone, voir p. 84) : recherche de blocs enzymatiques au niveau de la surrénale.
- Test ovarien (test à la GnRH, voir p. 107) : recherche d'une surproduction d'androgènes par les ovaires.

En cas d'hirsutisme idiopathique : taux des androgènes sanguins normaux.

Imagerie :

- Échographie ovarienne.
- Échographie et scanner des surrénales.

Évolution, complications et pronostic

- Le pronostic est variable selon la cause.
- Dans les formes idiopathiques : traitement très efficace.

Traitement

- Si cause identifiée : traitement de la cause.
- Traitement médical (dans les formes idiopathiques et dans certaines formes ovariennes) :
  - Antiandrogènes (Androcur®) associés aux œstrogènes.
  - Épilation.

Informations pharmacologiques

Antiandrogènes

Propriétés – Mécanismes d'action

Progestatifs de synthèse inhibant l'action de la testostérone et des œstrogènes notamment. Ils possèdent également un effet contraceptif.

Contre-indications

- Grossesse (féminisation du fœtus mâle) et allaitement.
- Antécédents de phlébite.
- Diabète.
- HTA, coronaropathie.

Effets secondaires – Surveillance

- Céphalées.
- Risque de phlébite.
- Prise de poids.
- Saignement entre les règles.
- **ATTENTION** : hépatite parfois mortelle (surveillance des transaminases).

Conseils pratiques

Utilisation comme contraceptif : prise pendant 21 jours sur 28 (débuter le 1er jour du cycle).

Produits disponibles (exemples) :

Cyprotérone (Androcur®).
Cyprotérone en association avec un œstrogène : Diane®, Minerva®.

6. PSEUDOHERMAPHRODISME FÉMININ

Définition et causes

- Anomalie de la différenciation sexuelle avec la présence de signes de virilisation plus ou moins accentués, présents dès la naissance, chez des sujets de caryotype XX dont les gonades sont des ovaires.
- Principale cause : hyperplasie des surrénales fœtales qui provoque un excès de production d'androgènes (voir p. 91).
- Plus rarement : hyperandrogénie d'origine maternelle (tumeur, médicaments).

Épidémiologie : relativement fréquent.

Signes et symptômes

Principal signe = hypertrophie du clitoris qui peut aller jusqu'à un aspect masculin.

Investigations

- Bilan hormonal : recherche d'une hyperplasie des surrénales (voir p. 91 et 92).
- Caryotype.

Évolution, complications et pronostic

Bon pronostic sous réserve d'un traitement à vie.

Thérapeutique

- Sexe d'éducation féminin.
- Traitement hormonal substitutif : corticoïdes qui freinent l'hyperandrogénie et compensent le déficit en cortisol, ce qui permettra à l'âge adulte une puberté normale, des règles et des grossesses.
- Intervention chirurgicale précoce pour corriger la virilisation des organes génitaux externes et permettre l'abouchement du vagin en position normale (la maternité est possible).
- Diagnostic anténatal de l'hyperplasie des surrénales (maladie héréditaire de transmission autosomique récessive) permettant un traitement préventif in utero si l'enfant est une fille.

CHEZ LA FEMME ET CHEZ L'HOMME

1. PUBERTÉ PRÉCOCE

L'essentiel à retenir

- La puberté précoce est définie par l'apparition de signes de maturation sexuelle survenant avant 10 ans et demi chez le garçon et 8 ans chez la fille.
- Il faut toujours rechercher une cause tumorale : cérébrale, surrénalienne, ovarienne.
- Un traitement précoce permet d'améliorer la taille finale, mais les problèmes psychologiques sont fréquents.

Définitions et causes

- Apparition de signes de maturation sexuelle survenant avant 10 ans et demi chez le garçon et 8 ans chez la fille.
- Plusieurs types :

1. La **puberté précoce vraie**, liée à une activation hypothalamo-hypophysaire (tumeur cérébrale, sans cause retrouvée).
2. La **fausse puberté précoce** : tumeur surrénale ou ovarienne.
3. La **puberté précoce dissociée** (développement isolé de caractères sexuels secondaires) : prise d'œstrogène, sans cause retrouvée.

Épidémiologie

La puberté précoce est trois fois plus fréquente chez les filles que chez les garçons.

Signes et symptômes

Signe essentiel = poussée de croissance.
Chez la fille :
- Développement des seins, de la pilosité axillaire et pubienne.
- Apparition des règles.

Chez le garçon :
- Augmentation de volume des testicules.
- Développement de la verge et de la pilosité.
- Mue de la voix.

Puberté précoce vraie : parallélisme entre le développement des caractères sexuels et l'augmentation du volume des gonades.
Fausse puberté précoce : développement des caractères sexuels secondaires alors que les gonades restent immatures.
Forme dissociée : développement isolé des seins et de la pilosité.

Investigations

Bilan hormonal :
- Élévation de la FSH et de la LH.
- Chez le garçon : augmentation de la testostérone.
- Chez la fille : augmentation de l'œstradiol.

Imagerie : scanner cérébral à la recherche d'une tumeur intracrânienne.

Évolution, complications et pronostic

Évolution marquée par deux problèmes :
- Problèmes psychologiques liés en particulier au décalage entre la maturité physique et la maturité psychique.
- Problème de croissance : taille finale adulte très inférieure au potentiel génétique des parents.

Thérapeutique

- Traitement de la cause éventuelle (tumeur).
- Traitement médicamenteux : agonistes de la LH-RH qui, en inhibant la sécrétion des hormones sexuelles, bloquent la maturation osseuse et permettent d'améliorer la taille finale (arrêt du traitement quand l'enfant a atteint l'âge pubertaire ou un âge osseux d'environ 10 ans).

Informations pharmacologiques

Agonistes de la LH-RH (ou analogues de la Gn-RH)

Propriétés – Mécanismes d'action
Produits entraînant en 2 à 4 semaines une inhibition de la sécrétion des hormones sexuelles abou-

tissant à une véritable « castration pharmacologique » réversible à l'arrêt du traitement. Utilisés dans un certain nombre de pathologies tumorales (cancer de la prostate et du sein) ou non (puberté précoce) où les hormones sexuelles favorisent l'extension de la maladie.

Contre-indications
Allergie au produit ou à ses excipients.

Effets secondaires – Surveillance
Dans l'indication de la puberté précoce, effets secondaires limités de petites hémorragies vaginales sans gravité.

Produit disponible : leuproréline (Enantone®).

2. HYPOFERTILITÉ ET STÉRILITÉ

L'essentiel à retenir

- Près de 20 % des couples présentent des difficultés pour concevoir, mais seulement 3 à 5 % d'entre eux présentent une stérilité définitive.
- Les **infections sexuellement transmissibles** (IST), notamment les infections à *Chlamydiae*, sont une cause de plus en plus fréquente de stérilité : la prévention de cette IST repose sur l'utilisation de préservatifs pour toute forme de relation sexuelle.
- La prise en charge du couple est globale : biomédicale et psychosociale.
- Le traitement et notamment la **fécondation in vitro** (FIV) ont des taux de succès intéressants, mais le taux de grossesses multiples reste élevé et les problèmes de prématurité en rapport sont importants.

Définition et causes

- Incapacité de concevoir après une période de 18 mois à 2 ans de rapports en l'absence de contraception.
- Causes féminines :
  - Troubles de l'ovulation : tumeur hypophysaire, ovaires polykystiques…
  - Atteinte des trompes avec troubles de la perméabilité en rapport le plus souvent avec des infections à *Chlamydiae*.
  - Endométriose (présence de tissu endométrial dans le péritoine en dehors de la cavité utérine).
  - Anomalies utérines (synéchies = zones d'adhérence entre les parois de la cavité utérine, fibrome = tumeur bénigne constituée de tissu conjonctif).
  - Trouble au niveau de la glaire (insuffisance quantitative et/ou qualitative).
- Causes masculines essentiellement liées à une anomalie du sperme (insuffisance quantitative et/ou qualitative, voir « Hypogonadisme masculin » p. 105).
- Incompatibilité glaire/sperme.

Les facteurs prédisposant aux difficultés à concevoir chez un couple

- Antécédents d'infections sexuellement transmissibles (IST).
- Phénomènes psychologiques.
- Âge de la femme : la fertilité décroît à partir de 30 ans et est presque nulle à partir de 45 ans.
- Consommation de tabac.
- Antécédents de lésions testiculaires.
- Certains traitements médicamenteux (notamment les médicaments à l'origine d'une impuissance chez l'homme, comme les bêtabloquants).
- Exposition à des agents toxiques : rayons X…
- Faible fréquence des rapports sexuels par rapport au jour estimé de l'ovulation.

Épidémiologie

- Près de 20 % des couples présentent des difficultés pour concevoir, mais seulement 3 à 5 % sont atteints d'une stérilité définitive.
- Causes d'infécondité chez l'homme, seules en cause dans 20 à 25 % des cas mais associées dans plus de 40 % des cas à des facteurs féminins.
- Chez la femme, les troubles de l'ovulation sont en cause dans 30 % des cas et l'atteinte des trompes dans 25 à 30 % des cas.

Signes et symptômes

L'entretien et l'examen clinique concernent les deux membres du couple qui doivent être reçus ensemble et séparément.

- Évaluation des facteurs de risques du couple : contexte social, psychologique, anamnèse sexuelle.
- Vérification de l'absence de malformations génitales.
- Évaluation de la qualité des signes sexuels secondaires.

Investigations

Les examens les moins invasifs se pratiquent en premier :

- Établissement d'une courbe de température : étude de l'ovulation.
- Sérologies : *Chlamydiae*, toxoplasmose, rubéole.
- Spermogramme (chez l'homme) : se réalise au bout de deux à cinq jours d'abstinence et permet d'évaluer les caractéristiques de l'éjaculat, la mobilité des spermatozoïdes, leur nombre…
- Dosages hormonaux à la recherche d'un hypogonadisme masculin (voir p. 107) ou d'une insuffisance ovarienne (voir p. 117).
- Test post-coïtal ou test de Hühner : recueil et examen de la glaire cervicale après un rapport sexuel.
- Hystérosalpingographie complétée par une échographie pelvienne et éventuellement une hystéroscopie et une cœlioscopie : mise en évidence des causes mécaniques notamment d'un trouble de la perméabilité tubaire.

Évolution, complications et pronostic

- La prise en charge d'un couple stérile relève d'un accompagnement médical et psychologique.
- Le traitement et notamment la fécondation in vitro (FIV) ont des taux de succès intéressants, mais le nombre de grossesses multiples reste élevé et les problèmes de prématurité en rapport sont importants.
- Le traitement et les investigations peuvent être lourds pour le couple (incidence psychoaffective d'une sexualité programmée et médicalisée) et notamment pour la femme (injections induisant l'ovulation). Un maximum de six tentatives est préconisé.
- Le couple doit être informé des possibilités d'adoption et orienté vers les personnels et structures qualifiés pour les accompagner dans cet éventuel projet.

Traitement

Variable selon la cause :

- Inducteurs de l'ovulation : citrate de clomifène (Clomid®), gonadotrophines (par ex. Gonal-F®, Purégon®, Ménopur®…).
- Plastie tubaire.
- Insémination intra-utérine.
- Techniques de procréation médicalement assistée : FIV ou GIFT = transfert de gamètes dans la trompe de Fallope.

Prévention et éducation

- Les infections sexuellement transmissibles, notamment les infections à *Chlamydiae* sont une cause de plus en plus fréquente de stérilité : la répétition des infections urogénitales contribue à l'établissement de l'inflammation chronique à l'origine d'une stérilité tubaire.
- Les mesures de prévention sont efficaces : elles doivent être diffusées largement en particulier auprès des adolescents et des jeunes adultes avant 30 ans, âge auquel la vie sexuelle expose à davantage de partenaires.
- Cependant, les personnes asymptomatiques (porteurs sains) constituent un réservoir important de transmission : le public cible de la prévention de cette IST reste large.

Soins – Prévenir les infections à *Chlamydiae*

- La transmission de la bactérie se réalise par contact sexuel, vaginal ou anal.
- La prévention de cette IST repose sur l'usage de préservatifs (masculins ou féminins) lors de tout rapport sexuel génital ou anal.
- Les facteurs de risques : les rapports sexuels sans préservatif, les partenaires multiples, un partenaire unique qui a de multiples partenaires.
- Les **populations cibles** :
  - Les adolescents, les adultes : hommes et femmes sont concernés du fait de mesures de prévention (responsabilité partagée des rapports sexuels protégés), du portage asymptomatique possible dans les deux sexes, du traitement qui concerne la personne infectée et tous ses partenaires, de la nécessité d'informer et de protéger tout partenaire lorsque l'on se sait porteur.
  - Toute personne qui a des pratiques sexuelles à risques, notamment à certaines périodes de la vie : découverte de la sexualité, phases d'expérimentations, consommation de drogues, alcools avant les rapports sexuels (oubli du préservatif), comportements de prises de risques en général…
- Dépistage : difficile en raison de l'absence de signes (portage sain) chez environ 75 % des femmes et 50 % des hommes.
- Les **signes qui doivent inciter à consulter** :
  - Chez la femme : pertes vaginales anormales, saignements après les rapports sexuels, saignements entre les règles, douleurs abdominales ou pelviennes.
  - Chez l'homme : écoulement pénien, brûlures, douleurs lors de la miction, testicules enflés et/ou douloureux.
- Le diagnostic est confirmé par des prélèvements cervicaux, urétraux ou urinaires.
- Le traitement repose sur une antibiothérapie qui concerne la personne infectée et tous ses partenaires.

3. ANOMALIES DE LA DIFFÉRENCIATION SEXUELLE – HERMAPHRODISME

- Affection très rare définie par la coexistence de tubes séminifères et d'ovocytes, soit dans la même gonade (ovotestis), soit avec deux gonades distinctes (testicule d'un côté et ovaire de l'autre).
- Les organes génitaux externes sont ambigus, tous les intermédiaires possibles existent entre les morphotypes masculin et féminin.
- Le caryotype est XX dans 9 cas sur 10.
- Le sexe choisi pour l'éducation de l'enfant est le plus souvent féminin et un traitement hormonal complété par la chirurgie est mis en œuvre.

Auto-évaluation : Vrai ou Faux

1. Les oreillons en période pubertaire peuvent être à l'origine d'un hypogonadisme.
2. Les hypogonadismes sont soit d'origine hypothalamo-hypophysaire soit d'origine testiculaire.
3. Les androgènes permettent de stimuler la spermatogénèse.
4. Le risque d'une cryptorchidie c'est le cancer du testicule.
5. Certains traitements donnés dans l'hypertension artérielle peuvent être à l'origine d'une gynécomastie.
6. Une anorexie peut être à l'origine d'une aménorrhée.
7. Des douleurs lombaires et une oligurie peuvent évoquer une pathologie ovarienne de type cancer.
8. Une hypersécrétion d'androgènes par les surrénales peut être à l'origine d'une hypertrichose chez la femme.
9. Les infections à *Chlamydiae* sont une cause de plus en plus fréquente de stérilité.
10. Le traitement de ces infections concerne uniquement la personne qui en est atteinte.

Réponses

1. **Vrai** : les oreillons peuvent se compliquer d'une inflammation testiculaire (orchite) qui peut léser les tubes séminifères et aboutir à un hypogonadisme avec une stérilité.
2. **Vrai** : ils sont soit d'origine centrale, dus à une absence ou insuffisance de production de gonadotrophines hypophysaires (taux de LH, FSH et testostérone bas), soit d'origine testiculaire (taux de LH, FSH conservé mais testostérone basse).
3. **Faux** : les androgènes permettent de stimuler la virilisation mais sont inefficaces sur la spermatogénèse.
4. **Vrai** : d'où l'importance de la vérification de la bonne position des testicules à la naissance.
5. **Vrai** : la spironolactone (diurétique hyperkaliémiant) utilisée pour traiter l'hypertension artérielle peut être à l'origine d'une gynécomastie dose-dépendante.
6. **Vrai** : l'anorexie entraîne une carence en œstrogènes à l'origine d'une aménorrhée.
7. **Vrai** : ces douleurs signalent la compression des voies urinaires et évoquent le stade des complications de la pathologie. Cependant, les douleurs du cancer de l'ovaire sont peu spécifiques.
8. **Vrai** : il faut toujours rechercher une anomalie surrénalienne en cas d'hyperpilosité chez la femme.
9. **Vrai** : ces infections sont à l'origine de stérilités tubaires.
10. **Faux** : tous les partenaires de la personne infectée sont concernés par ce traitement.

MALADIES HORMONALES DE L'HYPOPHYSE

1. ACROMÉGALIE

L'essentiel à retenir

- Maladie due à une **hypersécrétion d'hormone de croissance** liée à la présence d'un adénome de l'hypophyse.
- Le tableau clinique est dominé par un **syndrome dysmorphique** caractérisé par une augmentation de la taille des mains et des pieds ainsi qu'un épaississement des traits du visage.
- Le bilan biologique retrouve des taux élevés d'IGF 1 et de GH dans le sang avec un test de freinage par le glucose négatif.
- Le traitement est avant tout chirurgical en première intention, associant un éventuel traitement médical par les agonistes de la somatostatine.
- Les complications sont essentiellement l'hypertension artérielle, l'insuffisance cardiaque et le diabète.

DÉFINITION ET CAUSES

- Hypersécrétion d'hormone de croissance (GH, également appelée STH = somathormone ou somatotrophine) et son effecteur l'IGF-1 (*Insulin-like Growth Factor* de type 1) survenant chez l'adulte.
- Cause : adénome hypophysaire.

Comprendre – Le rôle de la GH (*Growth Hormone* = hormone de croissance)

- Action de la GH directe sur les tissus cibles et, surtout, par l'intermédiaire de l'IGF-1 dont elle stimule la production hépatique.
- La sécrétion de GH est stimulée par la GH-RH (*GH-Releasing Hormone*) produite par l'hypothalamus. À l'inverse, elle est inhibée par l'IGF-1 et par la somatostatine ou GH-IH (*GH-Inhibiting Hormone* produite dans l'hypothalamus et en périphérie).
- Effets de la GH : **contrôle de la croissance de l'organisme**.
  - Stimulation de la synthèse des protéines.
  - Stimulation de la croissance osseuse.
  - Stimulation de la lipolyse avec réduction de la masse grasse.
  - Diminution de la tolérance au glucose.
  - Augmentation de la rétention d'eau, de sodium et de potassium.

Comprendre – La régulation hormonale

- La sécrétion hormonale est contrôlée de manière très précise par des circuits de régulation, jouant à la fois sur la stimulation et l'inhibition
- L'hypothalamus constitue le centre de régulation le plus haut situé qui agit sur un deuxième centre qui est l'hypophyse par l'intermédiaire de *releasing hormones* (hormones stimulantes) et d'*inhibiting hormones* (hormones inhibantes).
- L'hypophyse libère les hormones qui agissent sur les glandes qui sécrètent à leur tour les hormones actives sur les cellules cibles dans les différents organes.
- Les hormones périphériques exercent une action (sur les centres supérieurs) appelée « rétrocontrôle » : action stimulante en cas de taux faibles, action inhibante en cas de taux élevés.

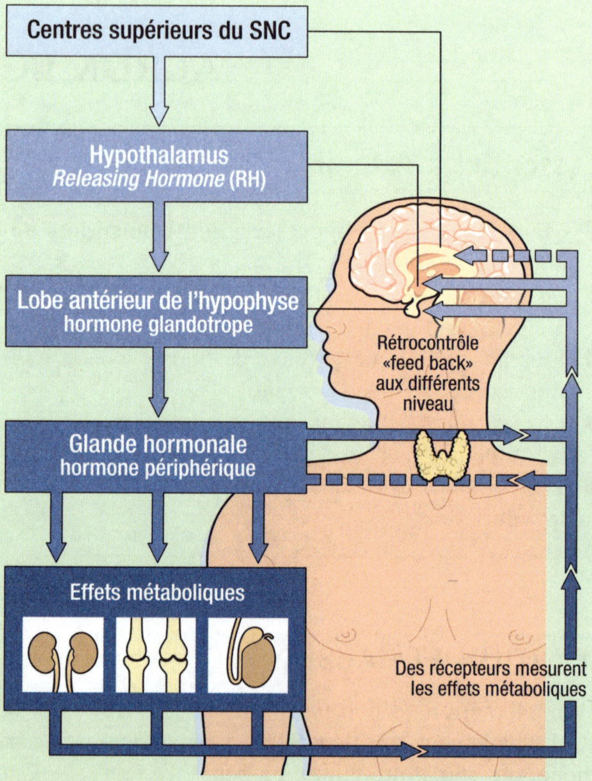

Figure 6.1 : Hiérarchie de la régulation hormonale.

Comprendre – L'hypothalamus, l'hypophyse et les glandes hormonales périphériques

- Les *Releasing Hormones* (RH) et les *Inhibiting Hormones* (IH) sont sécrétées dans l'hypothalamus. Les RH stimulent la libération des hormones du lobe antérieur de l'hypophyse et les IH inhibent la sécrétion de ces mêmes hormones.
- Les hormones les plus importantes sont les suivantes :
  - TRH (*Thyreotropin Releasing Hormone*) : stimule la libération de TSH (*Thyroid Stimulating Hormone*).
  - CRH (*Corticotropin Releasing Hormone*) : stimule la libération d'ACTH (*Adrenocorticotropic Hormone*).
  - Gn-RH (*Gonadotropin Releasing Hormone*) : commune pour les hormones sexuelles FSH (*Follicle Stimulating Hormone*) et LH (*Luteinizing Hormone*).

- GH-RH (*Growth Hormone-Releasing Hormone*) : stimule la libération de l'hormone de croissance.
- GH-IH (*Growth Hormone-Inhibiting Hormone*) ou somatostatine : inhibe la libération de l'hormone de croissance.
- PRL-RH (*Prolactin-Releasing Hormone*) : stimule la libération de prolactine.
- PRL-IH (*Prolactin-Inhibiting Hormone*) : inhibe la libération de prolactine.

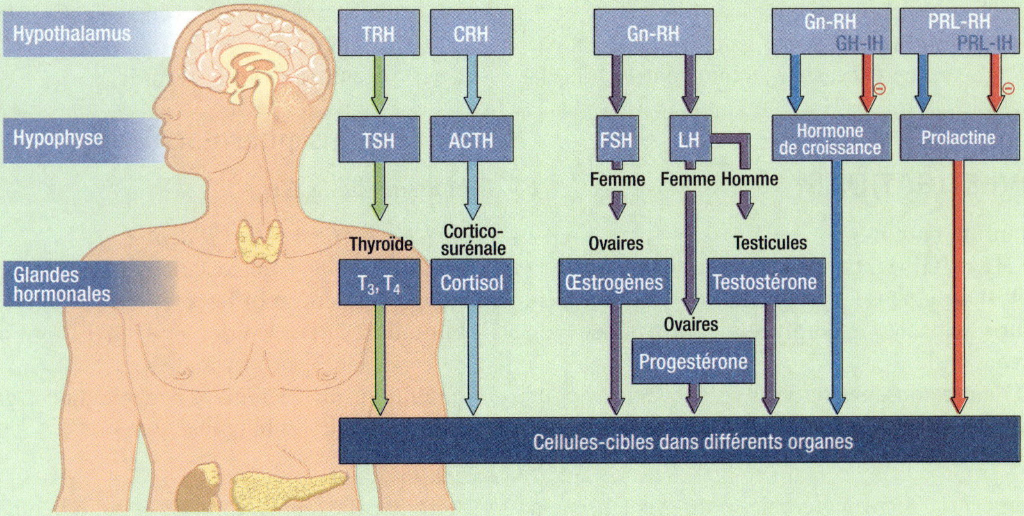

Figure 6.2 : Les axes hormonaux de l'hypothalamus en passant par l'hypophyse jusqu'aux glandes hormonales périphériques.

ÉPIDÉMIOLOGIE

- Environ 2 000 patients en France.
- Incidence annuelle : 150 à 200 nouveaux cas, mais il existe une sous-estimation probable.

SIGNES ET SYMPTÔMES

L'apparition des signes est lente et peut passer inaperçue. On peut évoquer ce diagnostic chez des patients associant hypertension artérielle, diabète et troubles dysmorphiques pour instituer un traitement précoce.

Association d'un syndrome tumoral et d'une dysmorphie acromégalique :

- **Syndrome tumoral** :
  - Céphalées fronto-orbitaires.
  - Atteinte du champ visuel (perte de la vision sur les côtés = hémianopsie bitemporale).
  - Paralysie oculomotrice.
- **Dysmorphie acromégalique** :
  - Augmentation de la taille des mains et des pieds avec des paresthésies : nécessité de chaussures de pointure supérieure, impossibilité de mettre ses bagues…
  - Traits grossiers du visage avec des mâchoires proéminentes (prognathisme), une croissance du nez, des lèvres et de la langue.
  - Peau épaissie avec une exagération de la sudation (hyperhidrose).
  - Syndrome du canal carpien (compression nerveuse au niveau du poignet entraînant des douleurs et des troubles de la sensibilité des doigts) ou syndrome de Raynaud (troubles de la circulation au niveau des doigts déclenchés par le froid avec cyanose et douleur).

- Arthropathies.
- Déformation de la colonne vertébrale (angulation à convexité postérieure = cyphose).
- Diabète.
- Troubles de la libido (homme et femme).
- Troubles de la puissance érectile chez les hommes, règles irrégulières ou absentes chez la femme.

Les organes internes sont également atteints par une croissance excessive, notamment le foie, la rate et le cœur.

INVESTIGATIONS

Bilan hormonal :

- GH et IGF-1 : taux plasmatiques élevés.
- Test au glucose : production de GH non freinée par une hyperglycémie provoquée par voie orale.
- D'autres dosages ou tests seront réalisés pour savoir si d'autres systèmes hormonaux sont touchés.

Imagerie : IRM cérébrale pour visualiser la tumeur.

ÉVOLUTION, COMPLICATIONS ET PRONOSTIC

- Sans traitement : raccourcissement de l'espérance de vie d'une dizaine d'années environ.
- Le diagnostic ne se fait le plus souvent qu'au stade des complications :
  - Hypertension artérielle.
  - Insuffisance cardiaque.
  - Complications du diabète.
  - Hypertrophie linguale et pharyngée avec des troubles respiratoires.

THÉRAPEUTIQUE

- **En 1re intention : chirurgie**.
  - Exérèse de l'adénome par voie transphénoïdale.
  - Efficace dans 80-90 % des micro-adénomes et moins de 50 % dans les macro-adénomes.
  - Complément éventuel par la radiothérapie.
- **En 2e intention : traitement médicamenteux**.
  - Agonistes de la somatostatine (également appelés inhibiteurs de l'hormone de croissance) qui normalisent la sécrétion de GH.
  - Utilisation seul ou en complément de la chirurgie en cas de persistance de sécrétion de GH.
  - Normalisation de la sécrétion de GH dans 50-70 % des cas.
- **En 3e intention : radiothérapie**.

Informations pharmacologiques

Inhibiteurs de la GH

Propriétés – Mécanismes d'action

Analogues de la somatostatine naturelle, hormone qui a 2 actions différentes :

- Inhibition de la sécrétion de la GH (hormone de croissance) par l'hypophyse.
- Inhibition des sécrétions pancréatiques, gastro-intestinales et biliaires.

Indications

- Acromégalie (après chirurgie et radiothérapie).

À noter : autres indications :

- Pour le lanréotide : traitement des symptômes (diarrhées, flushs) dus à différentes tumeurs endocrines digestives.
- Pour l'octréotide :
  - Traitement des symptômes (diarrhées, flushs) dus à différentes tumeurs endocrines digestives.
  - Prévention des fistules pancréatiques après chirurgie.
  - Traitement de certains adénomes hypophysaires.
  - Traitement d'urgence des varices œsophagiennes chez le cirrhotique.

Contre-indications

Très limitées : lithiase biliaire pour le lanréotide.

> *Effets secondaires – Surveillance*
> – Douleur lors de l'injection → réchauffer l'ampoule avant l'injection et injection lente.

– Troubles digestifs.
– Surveiller la glycémie en cas de diabète insulinodépendant → réduire les doses d'insuline.

Conseils pratiques
– Conservation au réfrigérateur.
– Injection en sous-cutané profond ou en intramusculaire.
– Existence de formes à libération prolongée (LP) permettant une injection par mois.

Produits disponibles (exemples) : lanréotide (Somatuline LP®), octréotide (Sandostatine®, Sandostatine LP®).

2. ADÉNOMES HYPOPHYSAIRES

L'essentiel à retenir

- Il s'agit de tumeurs essentiellement bénignes de l'hypophyse.
- Les plus fréquents sont les **adénomes à prolactine,** mais les autres axes hormonaux peuvent être touchés, en particulier l'axe somatotrope (acromégalie) et l'axe corticotrope (maladie de Cushing).
- Les signes cliniques sont dominés par les conséquences de l'extension cérébrale de la tumeur et les effets des hormones sécrétées en excès.
- Le **traitement est essentiellement chirurgical**, complété par des médicaments visant à freiner la sécrétion hormonale.

DÉFINITION ET CAUSES

- Tumeurs bénignes, sauf exception, de l'hypophyse.
- Les différents types d'adénome :
  - Adénomes à prolactine ou prolactinomes (les plus fréquents = 33 % des cas).
  - Adénomes non fonctionnels (25 %) qui sont le plus souvent gonadotropes.
  - Adénomes somatotropes (20 %) à l'origine de l'acromégalie (voir ci-dessus).
  - Adénomes corticotropes (plus rares) à l'origine de la maladie de Cushing (voir p. 83).

ÉPIDÉMIOLOGIE

- Tumeur relativement fréquente.
- Adénomes hypophysaires = 10 % des tumeurs cérébrales.

SIGNES ET SYMPTÔMES

- Les manifestations cliniques sont de 2 types :
  - En rapport avec l'extension de la tumeur : syndrome tumoral avec céphalées et troubles de la vision.
  - Conséquence de la sécrétion excessive d'une hormone et particulières à chaque type d'adénome.
- Prolactinome : voir ci-dessous.
- Adénome non sécrétant ou gonadotrope : le plus souvent uniquement syndrome tumoral.
- Adénome à GH (STH) : voir « Acromégalie » p. 129.

INVESTIGATIONS

- Bilan hormonal.
- IRM avec injection de gadolinium.
- Bilan ophtalmologique : appréciation des conséquences (champ visuel…) de la compression tumorale sur les voies optiques situées à proximité.

ÉVOLUTION, COMPLICATIONS ET PRONOSTIC

- Pronostic : variable selon le type d'adénome.
- L'adénome à prolactine se traite facilement.
- Les autres adénomes échappent souvent au traitement.
- Pour l'ensemble des patients : risque de récidives tardives imposant un suivi régulier.

THÉRAPEUTIQUE

- Traitement chirurgical : exérèse de la tumeur par voie trans-sphénoïdale.
- Traitement médicamenteux : objectif = freiner la sécrétion hormonale (voir ci-dessous pour le prolactinome et p. 132 pour les adénomes somatotropes).

Comprendre – Le prolactinome ou adénome à prolactine

Définition et causes

Tumeur bénigne développée à partir des cellules lactotropes de l'antéhypophyse qui est une des principales causes d'hyperprolactinémie.

Épidémiologie

C'est le plus fréquent des adénomes hypophysaires.

Signes et symptômes (en plus du possible syndrome tumoral) **:**

Chez la femme :

- Aménorrhée (absence de règles) + galactorrhée (écoulement de lait).
- Infertilité.
- Sécheresse vaginale et diminution de la libido.

Chez l'homme :

- Baisse de la libido, voire une impuissance.
- Galactorrhée + gynécomastie (hypertrophie des seins).

Investigations

Bilan hormonal :

- Prolactinémie élevée.
- Réponses aux tests dynamiques faibles ou absentes.

Imagerie : scanner ou IRM pour localiser la tumeur.

Évolution, complications et pronostic

- Adénomes de petite taille : possibilité de guérison définitive après chirurgie.
- Adénome de grande taille : réduction du volume de la glande par le traitement médical.
- Surveillance en cas de grossesse car risque d'augmentation de volume d'un adénome existant.

Thérapeutique

- Adénomes de petite taille : exérèse chirurgicale.
- Adénomes de grande taille : traitement médical avec un agoniste dopaminergique (par ex. bromocriptine).

Comprendre – Hyperprolactinémie

- Augmentation de la production de prolactine qui a pour rôle de provoquer et de maintenir la lactation chez la femme enceinte.
- Environ 20 % des aménorrhées secondaires (disparition des règles chez des femmes auparavant réglées) sont dues à une hyperprolactinémie.
- Deux causes principales :
  - Tumeurs : adénomes hypophysaires ou prolactinomes (voir ci-dessus).
  - Médicaments : neuroleptiques, « pilules »…

Informations pharmacologiques – Agonistes dopaminergiques

Propriétés – Mécanismes d'action
Augmentation des taux de dopamine dans le cerveau possédant deux effets :
- Freinage de la sécrétion de prolactine.
- Action antiparkinsonienne.

Indications
- Hyperprolactinémie.
- Autre indication : maladie de Parkinson.

Contre-indications
Variables selon les produits, mais globalement :
- Psychoses graves et confusion mentale.
- Angor et troubles circulatoires artériels sévères.
- Pour la bromocriptine : hypersensibilité à d'autres dérivés de l'ergot de seigle.

Effets secondaires – Surveillance
Variables : les plus fréquents sont les troubles psychiques et digestifs.

Produits disponibles (exemples) : bromocriptine (Bromo-Kin®, Parlodel®), lisuride (Arolac®, Dopergine®).

3. INSUFFISANCE ANTÉHYPOPHYSAIRE (HYPOPITUITARISME)

L'essentiel à retenir

- Tableau clinique dû au déficit d'une ou plusieurs hormones produites par l'hypophyse (GH, ACTH, prolactine, FSH, LH, TSH).
- Les causes sont variées mais dominées par les **tumeurs hypophysaires**.
- Chez l'enfant, le tableau est dominé par un nanisme et un impubérisme; chez l'adulte, par des troubles sexuels, une aménorrhée chez la femme, une hypothyroïdie et une insuffisance rénale.
- Le traitement est celui de la cause, complété par une substitution hormonale en cas de besoin.

DÉFINITION ET CAUSES

- Tableau clinique dû au déficit d'une ou plusieurs hormones produites par l'hypophyse (GH, ACTH, prolactine, FSH, LH, TSH).
- Causes variées :
  - Tumeurs.
  - Radiothérapie ou chirurgie.
  - Nécrose ischémique (syndrome de Sheehan = nécrose hypophysaire après accouchement hémorragique).
  - Inflammations : sarcoïdose, post-partum…
  - Malformations congénitales.

ÉPIDÉMIOLOGIE : peu fréquent.

SIGNES ET SYMPTÔMES

Chez l'enfant :
- Nanisme.
- Impubérisme (absence de puberté).

Chez l'adulte (association à des degrés variables des signes suivants) :
- Troubles sexuels : aménorrhée, atrophie de la vulve et du vagin chez la femme, impuissance chez l'homme.
- Atteinte cutanée : peau fine et sèche, disparition des poils.
- Hypothyroïdie (voir p. 47).
- Insuffisance surrénale : asthénie, troubles digestifs, hypoglycémie… (voir p. 93).

INVESTIGATIONS

Bilan biologique :
- Anémie.
- Hypoglycémie.
- Hyponatrémie.

Bilan hormonal :
- Hormone de croissance, TSH, prolactine, LH, FSH, ACTH et cortisol.
- Tests dynamiques : test à la TRH (voir p. 50), à la Gn-RH (voir p. 107), à l'ACTH (voir p. 92).

Imagerie :
- Scanner et IRM à la recherche d'une tumeur de la région hypophysaire.
- Chez les enfants : détermination radiographique de l'âge osseux (poignet).

Examen ophtalmologique : champ visuel (retentissement d'une éventuelle tumeur sur les nerfs optiques).

ÉVOLUTION, COMPLICATIONS ET PRONOSTIC

- Évolution variable selon la cause.
- Principale complication : survenue d'un coma dû à une aggravation du déficit hormonal, notamment thyroïdien et surrénalien, déclenchée par le stress, une infection…

THÉRAPEUTIQUE

- Priorité : traitement de la cause.
- Traitement symptomatique : substitution hormonale en fonction du type et de la sévérité des déficits.

4. DIABÈTE INSIPIDE

L'essentiel à retenir

- Fuite excessive de liquide par les urines, due à une insuffisance de production ou à une résistance rénale à l'action de l'**hormone antidiurétique** (ADH ou vasopressine) produite par l'hypophyse.
- Le signe clinique principal est le **syndrome polyuropolydipsique** avec des urines abondantes et diluées.
- Il s'agit d'une affection grave potentiellement mortelle par déshydratation.
- Le traitement médicamenteux est efficace.

DÉFINITION ET CAUSES

- Fuite excessive de liquide par les urines, due à une insuffisance de production ou à une résistance rénale à l'action de l'hormone antidiurétique (ADH ou vasopressine) produite par l'hypophyse.
- Causes
  - Centrales : atteinte de l'hypophyse qui produit l'ADH (tumeur, traumatisme, chirurgie…).
  - Rénales : affections chroniques (polykystose, pyélonéphrite…) ou congénitales → on parle alors de **diabète insipide néphrogénique.**

ÉPIDÉMIOLOGIE : affection peu fréquente.

SIGNES ET SYMPTÔMES

- Début brutal.
- Symptôme-clef : **polyuropolydipsie**.
  - Urines abondantes avec une tentative de compensation par une augmentation des boissons.
  - Volume des urines pouvant atteindre plus de 10 litres/jour.

INVESTIGATIONS

Bilan urinaire :
- Urines diluées : densité < 1,005 et osmolalité < 290 mosml/kg.
- Épreuve de restriction hydrique (voir ci-dessous).

Imagerie : scanner et IRM à la recherche d'une éventuelle tumeur.

Soins – Épreuve de restriction hydrique

Principe : évaluation de la capacité du rein à concentrer les urines pour limiter l'élimination d'eau.

Réalisation (durée totale 6 heures) **:**

Au début de l'épreuve :
- Faire uriner le malade, le peser et l'allonger au lit.
- Prélèvement sanguin pour dosage de l'ADH (tube à EDTA à mettre sur de la glace), du ionogramme et de l'hématocrite.

Au cours de l'épreuve :
- Le patient ne doit pas boire pendant la durée de l'épreuve.
- Recueil des urines toutes les 30 minutes et mesure de leur densité.

- En milieu d'épreuve : dosage de l'ADH, du ionogramme et de l'hématocrite.

En fin d'épreuve :

- Dosage de l'ADH, du ionogramme et de l'hématocrite.
- Injection de desmopressine (Minirin®) pour faire la différence entre diabète insipide d'origine centrale (réponse positive = concentration des urines) et diabète insipide néphrogénique (absence de réponse).

Surveillance :

- Pouls et PA toutes les 15 minutes.
- Pesée toutes les 30 minutes.
- **ATTENTION** : risque de déshydratation sévère (angoisse, sécheresse des muqueuses, soif très vive, accélération du pouls, baisse de la PA, perte de poids > 5 %) → arrêt immédiat de l'épreuve.

Interprétation :

Diabète insipide :

- Urines restant diluées (clairance de l'eau libre positive, voir p. 142).
- Pas d'augmentation de l'ADH plasmatique.
- Perte de poids.

Syndrome de sécrétion inappropriée d'ADH : amélioration de l'état clinique et biologique des patients.

ÉVOLUTION, COMPLICATIONS ET PRONOSTIC

Principale complication : déshydratation pouvant entraîner des troubles de la conscience en cas de non-compensation des pertes par les apports.

THÉRAPEUTIQUE

- **Diabète insipide d'origine centrale** :
  - Traitement médicamenteux par la desmopressine qui est un analogue de l'ADH (Minirin®).
  - Dans les formes partielles, possibilité d'utilisation du clofibrate (Lipavlon®) ou de la carbamazépine (Tégrétol®) qui stimulent la sécrétion d'ADH.
- **Diabète insipide néphrogénique** :
  - Diurétiques.
  - Restriction sodée.
  - Inhibiteurs de synthèse des prostaglandines (indométacine = Indocid®).

Informations pharmacologiques – Desmopressine (Minirin®)

Propriétés – Mécanismes d'action

Produit de synthèse proche de l'hormone antidiurétique naturelle. 4 types d'action :

- Effet antidiurétique.
- Action sur l'énurésie.
- Effet vasoconstricteur et hypertensif.
- Effet hémostatique en augmentant le taux de facteur VIII et de facteur von Willebrand (utilisé dans l'hémophilie A et dans la maladie de Willebrand).

Contre-indications : allergie au produit.

Effets secondaires – Surveillance

Effets secondaires très rares :

- Céphalées, nausées, crampes abdominales, congestion nasale, flush facial.
- Surdosage : intoxication à l'eau avec hyponatrémie → arrêt du traitement et restriction hydrique.

Conseils pratiques : nécessité de correction préalable de toute insuffisance surrénale associée (et éviter alors tout arrêt brutal des glucocorticoïdes qui entraîne un risque sévère d'intoxication à l'eau avec hyponatrémie).

Produits disponibles :
– Spray nasal.
– Comprimés.
– Injectable en sous-cutané.

5. SYNDROME DE SÉCRÉTION INAPPROPRIÉE D'HORMONE ANTIDIURÉTIQUE (SIADH OU SYNDROME DE SCHWARTZ-BARTTER)

DÉFINITION ET CAUSES

- Sécrétion en quantité anormale d'hormone antidiurétique, sécrétée par l'hypophyse, dont le rôle est d'économiser l'eau dans l'organisme.
- Conséquence :
  - Diminution de la diurèse avec rétention d'eau en intracellulaire (pas d'œdèmes).
  - Hyponatrémie par dilution alors que les urines restent concentrées.
- Causes :
  - Cancer : surtout bronchique à petites cellules mais autres localisations possibles.
  - Traumatisme crânien.
  - Méningite, encéphalite.
  - Hémorragies cérébrales ou méningées.
  - Tumeurs crâniennes.

ÉPIDÉMIOLOGIE : pathologie rare.

SIGNES ET SYMPTÔMES

- Asthénie + anorexie.
- Troubles neurologiques :
  - Torpeur, obnubilation.
  - Désorientation.
- Troubles digestifs :
  - Nausées et vomissements.
  - Constipation.

INVESTIGATIONS

- Hyponatrémie.
- Natriurèse élevée (perte de sel).
- Clairance de l'eau libre négative.
- Dosage de l'ADH (sang ou urines) : augmentation constante.
- Test de restriction hydrique : test diagnostique et thérapeutique.

Soins – Clairance de l'eau libre

Principe :

- La clairance de l'eau libre exprime la quantité d'eau non liée aux ions (N^+, K^+...) que le rein réabsorbe ou élimine par minute.
- Les mouvements de l'eau « libre » dépendent de 2 facteurs : état du rein et hormone antidiurétique.

Calcul :

$$CH_2O = V\ (1 - U_{osm}/P_{osm})$$

CH_2O = clairance de l'eau libre
V = débit urinaire en mL/min
U_{osm} = osmolarité urinaire
P_{osm} = osmolarité plasmatique

Technique :

Au début de l'épreuve :

- Faire uriner le malade et jeter les urines.
- Prélèvement sanguin pour mesure de l'osmolarité plasmatique.

Pendant l'épreuve :

- Recueil des échantillons d'urines à un rythme horaire donné.
- Notation du volume, ce qui permet de calculer le débit/min.
- Mesure de l'osmolarité dans chaque échantillon.

- Recueil d'échantillons de plasma au début de chaque tranche horaire.
- Interprétation :
  - Dans le SIAH : clairance de l'eau libre constamment négative ($U_{osm} \geqslant P_{osm}$: les urines sont concentrées, le rein réabsorbe l'eau du fait d'une activité antidiurétique intense).
  - Dans le diabète insipide : résultat inverse.

ÉVOLUTION, COMPLICATIONS ET PRONOSTIC

Risque vital en cas d'hyponatrémie sévère avec coma et lésions cérébrales irréversibles (intoxication à l'eau).

THÉRAPEUTIQUE

- Au stade initial :
  - Hospitalisation en réanimation si hyponatrémie sévère (< 115 mmol/L).
  - Restriction hydrique avec bilan hydrique précis.
  - Apport intraveineux de sérum salé hypertonique.
- Traitement de la cause.

Auto-évaluation : Vrai ou Faux

1. L'adénome hypophysaire est une tumeur maligne.
2. L'adénome hypophysaire peut se manifester par des troubles visuels.
3. À l'origine d'une acromégalie, on retrouve une hypersécrétion d'hormone de croissance (GH).
4. Le prolactinome entraîne une galactorrhée uniquement chez la femme.
5. L'insuffisance antéhypophysaire est un déficit d'une ou plusieurs hormones produites par l'hypophyse.
6. Chez l'enfant, l'insuffisance antéhypophysaire se manifeste par un nanisme et un impubérisme.
7. Le syndrome polyuropolydipsique est dû à une sécrétion excessive d'hormone anti-diurétique (ADH).
8. Une pyélonéphrite chronique peut être à l'origine d'un syndrome polyuropolydipsique.
9. On évalue la capacité du rein à concentrer les urines par une épreuve de restriction hydrique.
10. Le patient doit être pesé au début, au milieu et à la fin de l'épreuve de restriction hydrique.

Réponses

1. **Faux** : c'est une tumeur bénigne de l'hypophyse dont le traitement de 1re intention est chirurgical.
2. **Vrai** : sous la forme de paralysies oculomotrices et/ou hémianopsie qui orientent sur le syndrome tumoral, accompagné de céphalées, en rapport avec l'extension de la tumeur.
3. **Vrai** : c'est un adénome hypophysaire qui entraîne une hypersécrétion d'hormone de croissance à l'origine de la dysmorphie acromégalique.
4. **Faux** : la galactorrhée est un signe observé aussi chez l'homme atteint d'un adénome à prolactine.
5. **Vrai** : parmi ces hormones on retrouve : la GH, l'ACTH, la prolactine, la FSH, la LH et la TSH.
6. **Vrai** : la GH stimule la croissance, l'ACTH agit sur le tissu adipeux, la prolactine agit sur les gonades, la FSH active la maturation du follicule ovarien et stimule le développement des cellules séminales dans les testicules, la LH active la production d'hormones œstrogéniques, progestatives et de testostérone. Le déficit de ces hormones entraîne un nanisme et un impubérisme.
7. **Faux** : le syndrome polyuropolydypsique est dû à une insuffisance de sécrétion d'ADH, quand il est d'origine centrale.
8. **Vrai** : la pyélonéphrite chronique comme d'autres atteintes rénales chroniques fait partie des causes du diabète insipide néphrogénique.
9. **Vrai** : cette épreuve permet au final de différencier une origine centrale d'une origine rénale grâce à une injection d'ADH de synthèse ; en cas de réponse positive (concentration des urines) l'origine centrale (insuffisance antéhypophysaire) est confirmée.
10. **Faux** : la pesée doit être réalisée toutes les 30 minutes afin d'évaluer les pertes et les risques de déshydratation liés à cette épreuve au cours de laquelle les pertes urinaires ne sont pas compensées par des apports. De même, le pouls et la pression artérielle seront surveillés toutes les 15 minutes.

TROUBLES DE LA CROISSANCE

1. RETARD DE CROISSANCE

L'essentiel à retenir

- Le diagnostic de retard de croissance repose sur la reconstitution des **courbes de croissance** qui mettent en évidence un ralentissement ou une cassure de la croissance avec changement de couloir.
- Le retard de croissance est dominé par la fréquence des petites tailles constitutionnelles, familiales ou non, et par celle du retard simple de croissance et de puberté.
- Les **rares déficits en hormone de croissance** doivent être reconnus car l'efficacité du traitement substitutif dépend notamment de la précocité de sa mise en œuvre.
- Un retard statural apparemment isolé doit faire rechercher systématiquement un déficit nutritionnel, une atteinte rénale et, chez la fille, un syndrome de Turner.

DÉFINITION

- Taille inférieure à plus de 2 déviations standard (DS) par rapport à la moyenne des courbes de référence.
- Si retard peu important, cinétique de la croissance essentielle :
  - Situation normale : vitesse de croissance régulière dans un même couloir entre – 2 DS et + 2 DS (ou 97 % et 3 %).
  - Situation pathologique : ralentissement ou cassure de la croissance avec changement de couloir.

CAUSES

- **Retards de croissance constitutionnels**
  - Aberrations chromosomiques : trisomie 21, syndrome de Turner (voir p. 116).
  - Chrondrodysplasies : maladies osseuses héréditaires liées à des troubles du développement des cartilages de conjugaison des os longs et des vertèbres.
  - Retard de croissance intra-utero (RCIU) : facilement reconnu sur le terme, le poids et la taille de naissance.
  - Petite taille constitutionnelle : cause la plus fréquente → retard harmonieux avec en général des parents de petite taille.
- **Retards de croissance secondaires à une maladie chronique**
  - Cardiaque ou pulmonaire.
  - Rénale : insuffisance rénale chronique, tubulopathie.
  - Digestive : intolérance au gluten.
  - Métabolique.
- **Maladies endocriniennes**
  - Hypothyroïdies (voir p. 47).
  - Déficit en hormone en croissance (voir ci-dessous « Comprendre »).
  - Hypercorticisme : plus souvent iatrogène du fait d'un traitement par les corticoïdes car maladie de Cushing exceptionnelle chez l'enfant (voir p. 83).
- **Autres causes**
  - Retard pubertaire simple : plus fréquent chez le garçon.
  - Nanisme psychosocial : carence psychoaffective, conséquence de difficultés relationnelles entre l'enfant et son entourage.

• Malnutrition : régimes déséquilibrés, nutrition parentérale prolongée, déficit en vitamine D nécessaire à l'absorption du calcium et à la minéralisation du squelette.

Comprendre – Déficit en hormone de croissance (GH)

- Insuffisance antéhypophysaire (voir p. 137).
- **Déficit idiopathique en hormone de croissance** :
  - Représente 60-70 % des insuffisances complètes en hormone de croissance.
  - Retard de croissance qui s'installe progressivement entre l'âge de 2 à 3 ans.
  - Signes associés : visage triangulaire avec front bombé et petit menton, petites extrémités, peau fine, adiposité relative du tronc.
  - Diagnostic : dosage de l'hormone de croissance et tests de stimulation (voir p. 137).
  - Traitement par une administration d'hormone de croissance la plus précoce possible.

Comprendre – Le retard pubertaire

Définition et causes

Absence de signes pubertaires après l'âge de 14 ans. Causes les plus fréquentes :

1. Retard constitutionnel, souvent familial, chez le garçon.
2. Insuffisance gonadique : syndrome de Turner (fille), syndrome de Klinefelter (garçon).
3. Insuffisance hypophysaire (tumeur…).
4. Maladies chroniques (diabète, affections rénales, mucoviscidose…).

Épidémiologie

Forme la plus fréquente : retard constitutionnel chez le garçon.

Signes et symptômes

- Chez le garçon : absence de développement testiculaire et de pilosité pubienne.
- Chez la fille : absence de développement mammaire et de règles.
- Par ailleurs, la taille est petite avec un retard de croissance dans les deux sexes.

Investigations

- Âge osseux : en retard sur l'âge chronologique dans le retard simple.
- Atteintes hypophysaires : IRM.
- Bilan hormonal : gonadotrophines dans les urines de 24 heures, test à la Gn-RH (voir p. 107).

Évolution, complications et pronostic

- Retard pubertaire simple : l'évolution est favorable avant 18 ans.
- Dans les autres cas : le pronostic est variable en fonction de la maladie en cause.

Traitement

- Retard pubertaire simple : faibles doses de testostérone chez le garçon et association œstro-progestative chez la fille pour induire des cycles artificiels.
- Prise en charge psychologique utile, notamment chez le garçon.

ÉPIDÉMIOLOGIE

- Problème relativement fréquent du fait de la multiplicité des causes.
- Forme constitutionnelle ou familiale : 70 % des cas.

SIGNES ET SYMPTÔMES

- Le plus souvent petite taille harmonieuse.
- Selon le cas, existence dès la naissance ou apparition plus tardivement, notamment en cas de retard pubertaire.

INVESTIGATIONS

- Examen clef : la reconstitution des **courbes de croissance**.

Comprendre – Les courbes et les tables de taille et de poids

- Les courbes de croissance sont présentes dans le carnet de santé (**courbes de Sempé et Pédron**) et il est nécessaire qu'elles soient actualisées lors de chaque consultation (au minimum tous les 6 à 12 mois).
- La taille définitive peut être prédite à partir de tables (tables de Bailey et Pineau) ou par comparaison avec la taille-cible déduite des tailles parentales :

  Taille père + Taille mère/2 + 6,5 cm (garçon) ou – 6,6 cm (fille)

→ Mais notion discutable si le père et la mère sont de tailles très différentes.

- Déviation standard et percentiles :
  - **Percentiles** : on admet qu'une population « normale » se situe entre le 3e et le 97e percentiles (englobe 95 % de la population). Au 50e percentile (médiane), la moitié de la population a une valeur plus faible et la moitié une valeur plus haute.
  - **Déviation standard (DS)** : on considère que des personnes du même sexe se répartissent selon une courbe en cloche appelée courbe de Gauss. Suivant la loi dite « normale », on admet que 95 % de la population se répartit de part et d'autre de la moyenne entre + 2DS et – 2 DS.
  - **ATTENTION** : il s'agit d'indication statistique et il faut tenir compte pour un individu de la variabilité naturelle. Ainsi, 5 % des individus normaux se situent en dehors de ces limites (risque de 1re espèce). De la même manière, des individus pathologiques peuvent être à l'intérieur des limites (risque de 2e espèce).

- Bilan hormonal : si suspicion de cause endocrinienne.
- Radiographie du squelette :
  - Détermination de l'**âge osseux** : évaluation de la chronologie d'apparition des points d'ossification et de leur morphologie (par ex. tables de Greulich et Pyle pour la main et le poignet gauche).
  - Recherche de malformations osseuses.

ÉVOLUTION, COMPLICATIONS ET PRONOSTIC

- Retard de croissance intra-utérin : dans 80 % des cas, rattrapage en général avant l'âge de 2 ans ; passé cet âge, persistance fréquente du retard.
- Traitement par l'hormone de croissance mais ses indications sont strictes.

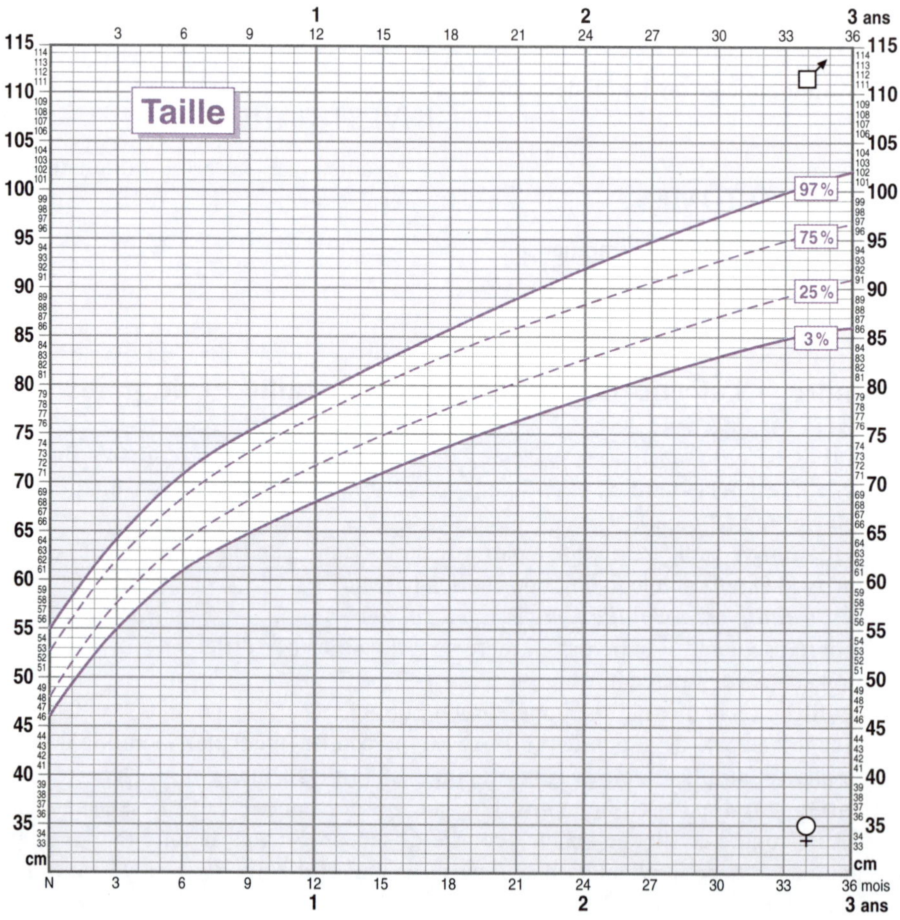

Figure 7.1 : Croissance somatique des filles et des garçons de la naissance à 3 ans.

THÉRAPEUTIQUE

- Origine endocrinienne : traitement de la cause.
- Traitement par l'hormone de croissance (GH, voir p. 129) dans les cas suivants :
  - Déficit idiopathique en hormone de croissance.
  - Syndrome de Turner.
  - Retard de croissance intra-utérin persistant.
  - Insuffisance rénale.
- Prise en charge psychologique parfois nécessaire en cas de petite taille constitutionnelle.

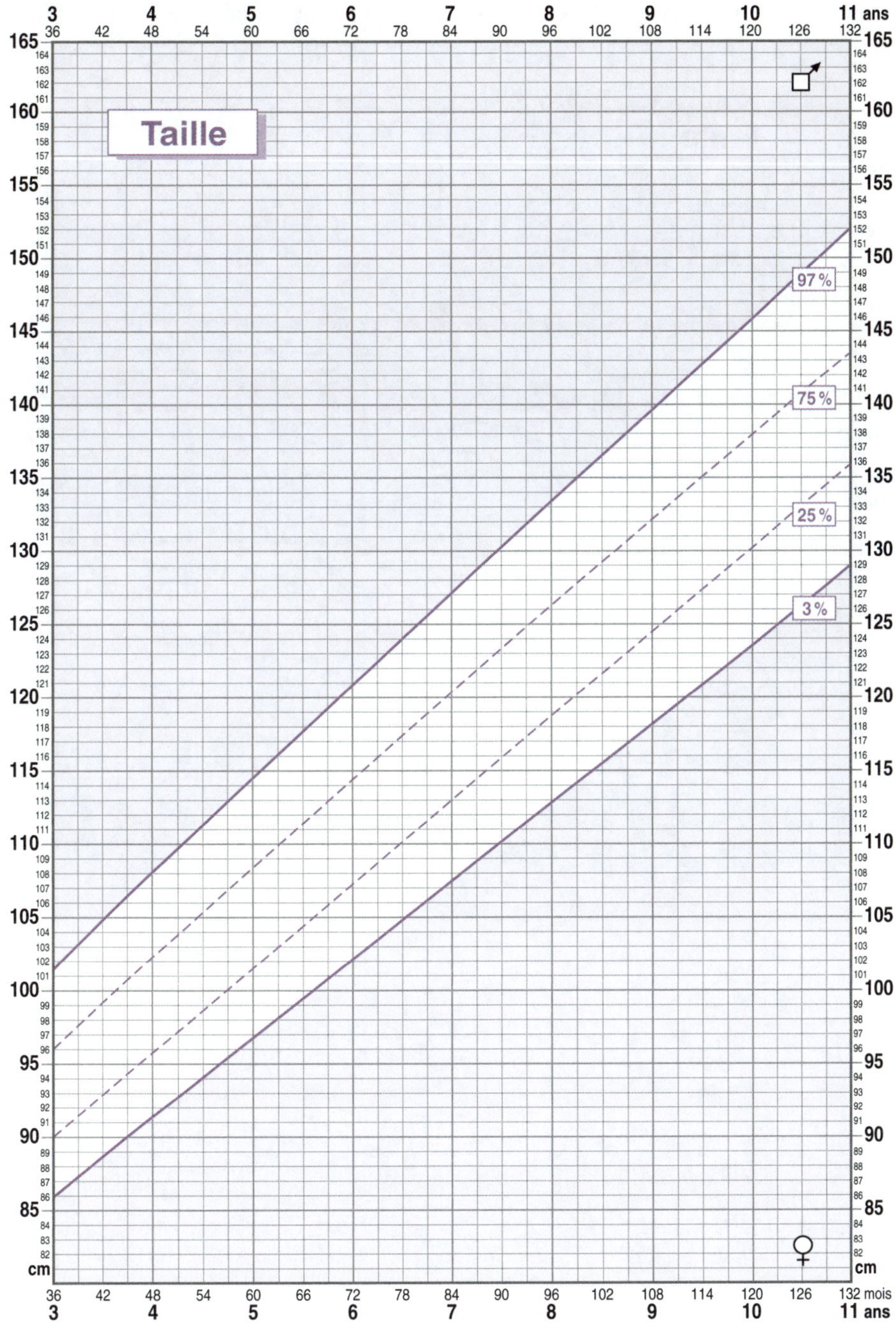

Figure 7.2 : Croissance somatique des filles et des garçons de 3 à 11 ans.

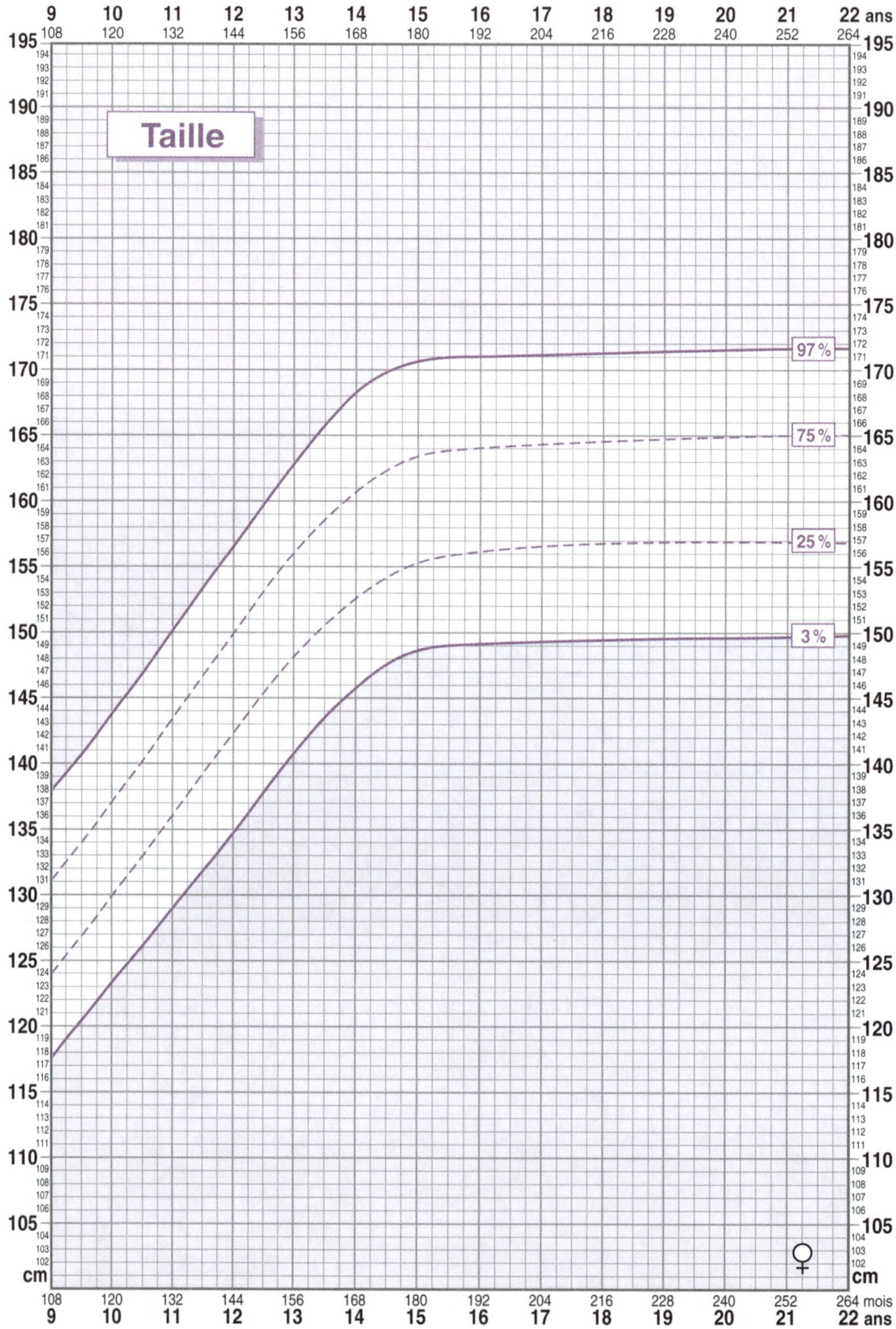

Figure 7.3 : Croissance somatique des filles de 9 à 22 ans.

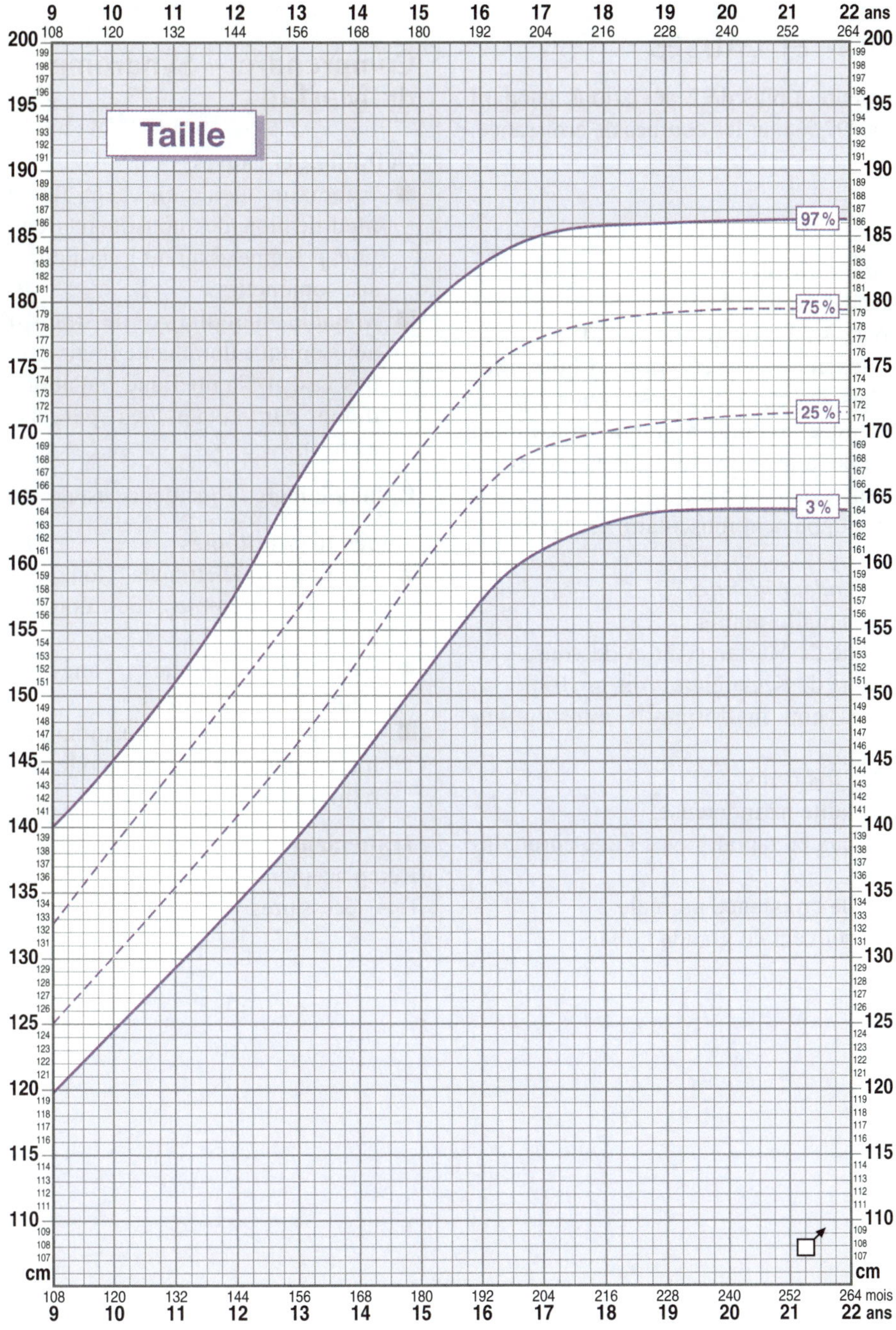

Figure 7.4 : Croissance somatique des garçons de 9 à 22 ans.

2. EXCÈS STATURAUX

DÉFINITION ET CAUSES

Taille supérieure à plus de 2 déviations standard (ou à la ligne 97 %) sur les courbes de croissance.

CAUSES

Causes endocriniennes

- Acromégalie (voir p. 129).
- Hypogonadisme (voir p. 105 et 114) :
  - En l'absence de sécrétion d'hormones sexuelles, les cartilages ne se soudent pas.
  - La personne continue à grandir après l'âge normal de la puberté alors que la vitesse de croissance était normale.
  - Le développement musculaire est faible.

Causes non endocriniennes

- Syndromes malformatifs :
  - Syndrome de Marfan (voir ci-dessous).
  - Syndrome de Klinefelter (voir p. 109).
- Syndromes non malformatifs constitutionnels :
  - Les plus fréquents.
  - Grande taille harmonieuse.
  - Âge osseux en rapport avec l'âge chronologique.
  - Vitesse de croissance normale.
  - Parents souvent de grande taille.

Comprendre – Syndrome de Marfan

Définition et causes

- Anomalie génétique entraînant une modification des constituants de l'élastine, protéine assurant l'élasticité des tissus conjonctifs.
- Maladie héréditaire de transmission autosomique dominante (mais dans 25 % des cas, il s'agit d'une mutation sporadique car aucun des parents n'est atteint).

Épidémiologie : l'incidence est de 1/10 000.

Signes et symptômes

- Atteintes squelettiques : longueur anormale des membres, des doigts et des orteils.
- Atteintes cardiaques : anévrisme de l'aorte, valvulopathies.
- Atteintes oculaires : luxation du cristallin, cataracte, myopie, décollement de la rétine.

Traitement

Remplacements aortiques et valvulaires parfois nécessaires.

Auto-évaluation : Vrai ou Faux

1. Un retard de croissance est défini par une taille inférieure à 2 déviations standard par rapport à la moyenne des courbes de référence.
2. La cause la plus fréquente d'un retard de croissance est la petite taille constitutionnelle.
3. Un retard de croissance peut être secondaire à une maladie chronique.
4. Un retard pubertaire est une absence de signes de puberté après l'âge de 16 ans.
5. Dans le syndrome de Marfan, la longueur des membres est normale.

Réponses

1. **Vrai** : ceci permet de faire le diagnostic d'un trouble de la croissance à partir de la reconstitution des courbes de croissance qui doivent être actualisées tous les 6 à 12 mois.
2. **Vrai** : le retard est harmonieux et les parents sont en général de petite taille.
3. **Vrai** : parmi les maladies chroniques en cause on retrouve les insuffisances cardiaques, pulmonaires, rénales et les intolérances au gluten.
4. **Faux** : l'absence de signes pubertaires dès l'âge de 14 ans signale un retard pubertaire.
5. **Faux** : la longueur des membres, des doigts et des orteils est anormale dans ce syndrome malformatif à l'origine d'un excès statural.

OBÉSITÉ

1. OBÉSITÉ CHEZ L'ADULTE

L'essentiel à retenir

- L'obésité constitue un **problème majeur de santé publique** du fait de sa prévalence en constante augmentation.
- C'est une maladie à part entière, avec des conséquences pour la santé à plus ou moins long terme : les facteurs en cause sont souvent intriqués (médicaux, hygiéno-diététiques, psycho-sociaux).
- L'obésité a des **répercussions psychosociales importantes :** situations d'exclusion affective et sociale, discriminations dans le monde du travail, des loisirs, atteinte à l'estime de soi (cercle vicieux : détresse – troubles du comportement alimentaire – obésité – détresse…).
- L'obésité est définie par un **indice de masse corporelle (IMC) ⩾ 30**, mais l'augmentation des risques liée au surpoids débute au-dessus de 25.
- Le **risque cardiovasculaire** est particulièrement augmenté en cas d'obésité viscérale : périmètre abdominal > 90 cm chez la femme et > 100 cm chez l'homme.
- L'anamnèse pondérale est un élément essentiel du diagnostic.
- Les causes hormonales sont rares, mais il faut les dépister pour les traiter.
- La stratégie de prise en charge initiale est individuelle et nécessite un accompagnement médical, diététique et psychologique dans le cadre de programmes d'éducation thérapeutique.
- La chirurgie de réduction gastrique dont les indications doivent être strictes, permet souvent d'obtenir une perte pondérale de plusieurs dizaines de kg un an après l'intervention, moyennant une observance rigoureuse des nouvelles modalités d'alimentation.

DÉFINITION

- Accumulation excessive de masse grasse.
- Définition médicale arbitraire = dépassement de plus de 20 % de l'indice de masse corporelle (IMC ou BMI en anglais = *Body Mass Index*) ou indice de Quetelet (voir ci-dessous « Comprendre »).

CAUSES

Multiples et intriquées.

- **Facteurs génétiques** complexes déterminant divers paramètres :
  - Dépense énergétique de repos.
  - Coût calorique à l'effort.
  - Comportement alimentaire.
- **Facteurs sociétaux et environnementaux** :
  - Style de vie, absence d'activité physique régulière, proportion de temps passé dans son véhicule, devant un écran…
  - Mode d'alimentation : diminution de la consommation des fruits, des légumes et des glucides complexes au profit des graisses et des sucres rapides, habitudes de grignotages, irrégularités des rythmes alimentaires…
  - Accessibilité de produits denses sur le plan calorique :

- Facteur économique : coûts moindres (ex : viennoiserie/fruit frais).
- Distribution dans tous les lieux publics.
- Marketing olfactif et visuel incitant à la consommation.

→ Les apports énergétiques sont augmentés alors que les dépenses énergétiques sont abaissées.

- **Événements et situations favorisantes** :
  - Variations pondérales répétées.
  - Arrêt du tabac.
  - Interruption d'une activité sportive.
  - Grossesse, ménopause.
  - Hystérectomie.
- **Facteurs psychologiques** :
  - États anxiodépressifs avec mécanisme de compensation.
  - Stress, périodes de vulnérabilité psychologique et sociale.
  - Pathologie psychiatrique : boulimie.
- **Pathologies endocriniennes** :
  - Hypothyroïdie.
  - Hypercorticisme (syndrome de Cushing).
  - Lésions hypothalamiques.
- **Médicaments** :
  - Corticoïdes.
  - Antidépresseurs.
  - Neuroleptiques.
  - Œstroprogestatifs (« pilule »).

Comprendre – L'indice de masse corporelle (IMC)

- IMC = rapport du poids (kg) sur la taille au carré (m^2) $= \frac{\text{Poids (kg)}}{\text{Taille}^2\text{ (m)}}$
- Inadapté chez la femme enceinte, les sujets âgés et les enfants.
- **ATTENTION :**
  - Diminution de l'IMC en cas de déshydratation.
  - Augmentation en cas d'œdèmes et d'ascite.
  - IMC possiblement élevé sans obésité chez les personnes particulièrement musclées (sportifs).
- **Classification selon l'OMS**

Classification	IMC	Risque de surmortalité ou de comorbidités
Référence	18,5-24,9	-
Surpoids	25,0-29,9	Légèrement augmenté
Obésité	**⩾ 30,0**	
• Grade I (modérée)	30,0-34,9	Modérément augmenté
• Grade II (sévère)	35,0-39,9	Fortement augmenté
• Grade III (massive ou morbide)	40,0	Augmentation majeure, quasi inéluctable

ÉPIDÉMIOLOGIE

- En France : prévalence d'environ 20 %.
- Les femmes sont plus touchées que les hommes.
- Importance de l'âge : multiplication par 2 ou plus de l'incidence entre 20 et 55 ans.
- Influence des facteurs socio-économiques : plus d'obèses chez les personnes défavorisées sur le plan socio-économique, à bas niveau d'études.

SIGNES ET SYMPTÔMES

- Poids augmenté.
- Augmentation du périmètre abdominal :
  - Mesure du tour de taille : à mi-distance entre l'épine iliaque antéro-supérieure et le rebord costal sur la ligne axillaire.
  - Augmentation si > 90 cm chez la femme et > 100 chez l'homme.

→ Reflet de la graisse intra-abdominale ou « viscérale » dont l'augmentation est associée à une augmentation des risques cardiovasculaires et de maladies métaboliques.

- Chez les femmes : localisation de la graisse surtout au niveau de la moitié inférieure du corps (répartition gynoïde ou glutéale).
- Chez les hommes : localisation de la graisse surtout au niveau de la partie supérieure du corps (répartition androïde ou abdominale).

Comprendre – L'histoire pondérale

L'entretien initial vise à mieux comprendre comment l'histoire pondérale du patient s'inscrit dans son histoire personnelle.

- Les antécédents personnels et familiaux : poids de naissance, âge au moment de l'installation du surpoids, poids maximum et poids minimal à l'âge adulte, obésité familiale ou pas.
- Circonstances présumées de la prise de poids : puberté, échec, rupture, déménagement, modification de la situation familiale ou professionnelle, grossesses, ménopause, contraception, maladies…
- Au moment de la prise en charge : phase de prise de poids ou période de stabilité pondérale.
- Tentatives de maîtrise du poids : nature, date, durée, efficacité, nombre d'échecs ou de rechutes.
- Impacts du surpoids dans la vie du patient, vécu :
  - Vie affective : regard de l'entourage proche, soutien, isolement…
  - Psychologique : perception du regard des autres, image de soi…
  - Socioprofessionnel : déplacements, condition physique, handicaps…

INVESTIGATIONS

Bilan biologique (recherche de troubles métaboliques) :
- Diabète ? : glycémie à jeun.
- Trouble lipidique ? :
  - Cholestérol total, HDL- et LDL-cholestérol.
  - Triglycérides.
- Acide urique.
- γ-GT (consommation alcoolique ?).

Bilan hormonal (en présence de symptômes évocateurs) :
- Hypothyroïdie ? : TSH.
- Hypercorticisme ? : cortisolémie et cortisolurie.

ECG : indispensable en cas de facteurs de risque vasculaire.

Dépistage d'un syndrome d'apnées du sommeil (présent dans 50 % des cas lorsque l'IMC est supérieur à 40) : en cas d'asthénie, de somnolence dans la journée et de ronflements marqués.

Épreuves fonctionnelles respiratoires : si atteinte respiratoire symptomatique.

Bilan rhumatologique : en cas de retentissement articulaire.

ÉVOLUTION, COMPLICATIONS ET PRONOSTIC

- L'obésité entraîne une surmortalité chez les sujets jeunes et jusqu'à 50-60 ans.
- Principales complications :
  - Cardiovasculaires : insuffisance coronaire, insuffisance cardiaque, hypertension artérielle, accidents vasculaires cérébraux, problèmes veineux.
  - Respiratoires : syndrome d'apnées du sommeil.
  - Rhumatologiques : arthrose des genoux et des hanches, lombalgies…
  - Métaboliques : diabète, hyperlipidémie, hyperuricémie, syndrome métabolique ou syndrome X.
  - Troubles psychologiques et dépression.

Comprendre – Le syndrome métabolique ou syndrome X

Association d'un certain nombre de troubles exposant à un **risque cardiovasculaire élevé** :
- Obésité abdominale.
- Insulinorésistance avec intolérance au glucose ou diabète.
- Dyslipidémie athérogène.
- Hyperuricémie.
- Diminution de la fibrinolyse exposant à un risque accru de thrombose veineuse.
- Hypertension artérielle.

THÉRAPEUTIQUE

Le traitement est difficile et nécessite :
- Une individualisation dans la phase initiale de la prise en charge.
- Un accompagnement au long cours dans le cadre d'un programme d'éducation thérapeutique du patient.
- Une équipe associant ses compétences nutritionnelles, psychologiques et médicales.

1. ***S'accorder avec le patient sur des objectifs pondéraux individualisés et réalistes :*** une diminution de 10 à 15 % du poids apporte un bénéfice important en termes de prévention des complications.

Moyens utilisés :
- **Mesures hygiéno-diététiques** :
  - *Diététique* : favoriser et accompagner les changements de comportements alimentaires afin de corriger un excès d'apports et trouver un équilibre en tenant compte des habitudes alimentaires.
  - *Activité physique* → objectif : favoriser l'intégration d'activités physiques quotidiennes afin de réduire la sédentarité.
- **Soutien psychosocial** :
  - *Prise en charge psychologique* → objectif : faciliter l'application des mesures hygiéno-diététiques et/ou accompagner les patients ayant des difficultés psychologiques (dépression, troubles de l'image de soi, troubles du comportement alimentaire) pour que des comportements différents et durables puissent être adoptés.
  - *Orientation vers des professionnels, des structures ressources* : pour les personnes en difficulté socio-économique.

Soins – Accompagner les changements de comportements alimentaires chez les patients obèses

Messages clés :
- Augmenter la consommation journalière de fruits et de légumes sous toutes ses formes : 5 fruits et légumes par jour.
- Augmenter la consommation de glucides complexes : pommes de terre, légumineuses, pain complet…
- Privilégier le poisson, les œufs, les viandes maigres et réduire les charcuteries et viandes grasses.
- Consommer des produits laitiers pour leur apport en calcium : yaourt, lait…
- Limiter la consommation de graisses saturées apportées par les pâtisseries, les charcuteries, les fromages à tartiner…
- Limiter la consommation de boissons alcoolisées, de boissons sucrées.

Afin de faciliter l'application de ces principes dans leur vie quotidienne les patients bénéficient d'une démarche éducative structurée :
- Explorer avec le patient : ses habitudes alimentaires, ses croyances alimentaires, ses représentations, celles de son entourage, ses connaissances générales sur l'alimentation.

- Identifier avec le patient : son comportement alimentaire quotidien, analyser avec lui ses prises alimentaires, les situations qui favorisent certains comportements…
- Identifier les difficultés actuelles et comment elles sont en lien : influence de l'entourage, des habitudes, mode de vie, période de vulnérabilité (stress, ruptures, changements, état anxio-dépressif…), échecs de régimes successifs, troubles compulsifs, handicaps liés à l'obésité…
- En tenant compte de ses potentialités, de ses difficultés, à partir de ses priorités, de ce qu'il est prêt à mettre en œuvre, définir avec le patient son projet d'éducation :
  - *Objectifs visés* : l'amélioration de ses connaissances, la transformation progressive de ses comportements dans le domaine de l'alimentation, de l'activité physique, la réduction de ses facteurs de risques associés à l'obésité et la prise en charge de ses complications, la recherche globale d'une meilleure qualité de vie telle qu'il la définit…
  - *Moyens mis en œuvre par l'équipe et par le patient :*
    – Un programme de consultations individuelles avec les différents professionnels impliqués dans cette démarche : diététicienne, médecin, psychologue, éducateurs sportifs…
    – Des modalités d'accompagnement qui soutiendront le patient dans la mise en œuvre de ces changements : besoin d'un lieu de parole, d'écoute ; degré de participation, d'implication des personnes de son entourage ; participation à des séances de groupe de patients, afin de partager des expériences, de soutenir la motivation ; les formules pédagogiques peuvent associer des séances individuelles et des séances de groupe, s'appuyer sur des outils tels que imagiers, aliments factices, journal alimentaire personnel…
  - *Critères d'atteinte de ses objectifs* : modifications qualitatives et quantitatives apportées à l'alimentation quotidienne, moindre sédentarité, stabilisation voire réduction du poids, stabilisation voire amélioration des paramètres bio-cliniques, améliorations perçues par le patient (domaine psychoaffectif, social…)…
- S'assurer dans le temps de l'atteinte des objectifs visés, du maintien des compétences acquises, par des séances de suivi.
- Proposer les réajustements nécessaires.
- Voir les chapitres « Diabète » et « Hyperlipidémies » et le fascicule « Cardiologie ».

Soins – Inciter des patients obèses à l'activité physique dans la vie quotidienne

- Du fait des difficultés à se mouvoir, d'une basse estime de soi, des difficultés rencontrées dans l'acceptation de son corps, les **formules pédagogiques** proposées aux patient obèses peuvent être :
  - des séances individuelles ;
  - des séances en petit groupe avec des activités adaptées.
- Les **objectifs initiaux** de ces séances visent davantage la reprise de contact avec son corps, la mise en confiance, l'exploitation de ses possibilités corporelles dans un cadre sécurisant, l'attention portée à soi, le soutien et l'encouragement dans l'initiation d'un changement important.
- Les **messages clés** (objectifs à poursuivre) pour la vie quotidienne sont les suivants :
  - Augmenter la fréquence et la durée d'activités physiques modérées telles que :
    – Utilisation des escaliers au détriment des ascenseurs, escalators.

– Introduire des détours dans les trajets habituels : descendre un arrêt de bus avant/après, rallonger une sortie…
- Réduire le temps consacré aux activités sédentaires : télévision, ordinateur…
- Pratiquer une marche à allure soutenue de 30 minutes chaque jour.
- Pratique éventuelle d'une activité programmée plusieurs fois par semaine, selon les souhaits et les possibilités.

2. ***Traiter les complications :***
- Les pathologies chroniques associées : hypertension, diabète, dyslipidémies…
- Les apnées du sommeil.

3. ***En cas d'échec des mesures précédentes*** chez les patients dont l'IMC est supérieur à 30, voire à 27 en cas de complications :
- 2 produits disponibles (orlistat = Xénical®, sibutramine = Sibutral®) : voir informations pharmacologiques.
- Traitement chirurgical : gastroplastie de réduction (« anneau gastrique »).

Informations pharmacologiques

Xénical® (orlistat)

Propriétés – Mode d'action

Inhibiteur des lipases digestives empêchant l'hydrolyse des graisses alimentaires et donc leur absorption par l'intestin.

Contre-indications
- Syndrome de malabsorption chronique.
- Cholestase.
- Grossesse.

Effets secondaires – Surveillance
- Gaz avec suintement anal.
- Selles impérieuses, grasses et abondantes.
- Incontinence fécale.

Conseils pratiques

ATTENTION : surveillance de l'INR en cas de traitement par les AVK.

Sibutral® (sibutramine)

Propriétés – Mode d'action

Psychotrope proche des amphétamines ayant une action neurologique centrale entraînant une diminution des besoins de prise de nourriture.

Contre-indications
- Coronaropathie, insuffisance cardiaque, troubles du rythme cardiaque.
- Hypertension artérielle mal contrôlée.
- Troubles du comportement alimentaire sévères et traitements psychiatriques.
- Glaucome.

Effets secondaires – Surveillance
- Céphalées.
- Sécheresse de la bouche.
- Insomnie, nervosité, anxiété.
- Sensation de tête vide, vertiges.
- Bouffées de chaleur, sueurs, nausées, paresthésies.
- Augmentation de la PA, palpitations, crises d'angor → surveillance de la fréquence cardiaque et de la pression artérielle.

Conseils pratiques
- Médicament à prescription initiale réservée aux spécialistes.
- Durée du traitement : 1 an maximum.

Soins – Prise en charge d'un patient obèse pour une gastroplastie de réduction

Objectif : réduction du volume de l'estomac augmentant la satiété et empêchant une alimentation normale sous peine de vomissements et de douleurs.

Indications :

- Obésité sévère (IMC > 40 ou à 35 en cas de complications ou de comorbidités avérées).
- Suivi prolongé (au moins 1 an) et échec des mesures conventionnelles.

Contre-indications : troubles du comportement alimentaire graves (par ex. boulimie), troubles de la personnalité, alcoolisme, toxicomanies, endocrinopathies car cause d'échec et de complications.

Préparation :

- Obtention de l'arrêt de tout grignotage et de la consommation de boissons sucrées.
- Prendre en compte les dimensions somatiques, psychologiques et sociales de l'obésité, la prise en charge doit relever d'équipes composées du médecin traitant, du nutritionniste, du psychiatre, du chirurgien et de l'anesthésiste.

Information du patient :

- Nécessité de modifier durablement son alimentation : grignotages et consommations de boissons sucrées sont des facteurs d'échec car ils permettent d'absorber des quantités caloriques importantes.
- Complications : vomissements, dilatation du nouvel estomac.
- Carence en fer ou en vitamines.
- Dénutrition.
- Possibilité d'inefficacité (environ 20 % des cas).

Suivi du patient :

- Soutien psychologique en raison des conséquences induites par la perte de poids : modifications du schéma corporel…
- Suivi nutritionnel pour prévenir les carences possibles en cas de difficultés à suivre le régime.
- Résultats à court terme souvent spectaculaires avec perte de plusieurs dizaines de kg : réduction de 80 % de l'excès pondéral sur un an.
- En fonction des résultats : possibilité d'adaptation en « desserrant » l'anneau (intervention simple par voie externe, parfois réalisée par l'infirmière).
- Après amaigrissement et stabilisation du poids : possibilité de chirurgie esthétique ou réparatrice abdominale (ablation du tablier graisseux, liposuccion).

OBJECTIFS DES SOINS INFIRMIERS

Diagnostics infirmiers prévalents

- Perturbation de l'estime de soi
- Perturbation de l'image corporelle
- Excès nutritionnel
- Manque de connaissances : besoins et apports nutritionnels
- Intolérance à l'activité
- Difficulté à se maintenir en santé

Contribuer au dépistage des personnes à risques concernant l'obésité :

- Faire le lien entre des antécédents familiaux d'obésité, des pathologies prédisposantes, le vécu de situations de vulnérabilité que le patient a traversé ou vit encore actuellement.
- Apprécier avec le patient l'impact possible en termes de santé en général et plus particulièrement en matière de modifications de son comportement alimentaire.
- Réaliser les mesures de poids et les analyser avec le patient, afin d'identifier une prise de poids rapide (supérieure à 5 % du poids habituel).
- Mesurer la taille afin de calculer l'IMC.
- Orienter les patients vers les professionnels compétents en diététique, nutrition, psychologie…

Participer à la prise en charge des patients obèses dans le cadre d'un programme d'éducation thérapeutique :

Éducation thérapeutique

- Voir l'encadré : « Soins – Accompagner les changements de comportements alimentaires chez les patients obèses » p. 160.
- Voir l'encadré « Soins – Inciter des patients obèses à l'activité physique dans la vie quotidienne » p. 161.
- Voir l'encadré : « Soins – Prise en charge d'un patient obèse pour une gastroplastie de réduction » p. 163.

2. OBÉSITÉ CHEZ L'ENFANT

L'essentiel à retenir

- **La prévalence de l'obésité chez l'enfant est en constante augmentation**.
- Les valeurs du poids et de l'IMC doivent tenir compte de l'âge de l'enfant : le surpoids se définit à partir d'un IMC au-delà du 90e percentile et l'obésité à partir d'un IMC au-delà du 97e percentile.
- Le déplacement rapide sur les courbes vers le haut et/ou la précocité du rebond d'adiposité constituent deux signes d'alerte.
- L'histoire familiale, les modes d'alimentation et les modes de vie jouent un rôle majeur dans l'apparition et l'évolution de l'obésité de l'enfant, cependant il faut toujours éliminer des causes endocriniennes et génétiques.
- Les **répercussions à court terme sont davantage psychologiques** : les stratégies de prise en charge doivent impliquer l'entourage éducatif (famille, enseignants, éducateurs…) et tenir compte de l'âge de l'enfant, de ses centres d'intérêt, des possibilités socio-économiques de sa famille et de son environnement.
- La prise en charge concerne la famille et repose sur des objectifs qui visent la transformation d'habitudes de consommation, l'acquisition de nouveaux comportements alimentaires et l'augmentation de l'activité physique au quotidien.
- Les traitements médicaux et chirurgicaux ne sont actuellement pas recommandés dans la prise en charge de l'obésité de l'enfant et de l'adolescent.

DÉFINITION

- Comme chez l'adulte, l'obésité se définit par une augmentation de la masse grasse et se calcule à partir de l'indice de masse corporelle (IMC).
- Particularités chez l'enfant :
  - Utilisation des courbes de référence de M.-F. Rolland-Cachera diffusées dans le cadre du Programme national « Nutrition Santé » qui permettent de tracer la courbe de corpulence de l'enfant (voir ci-dessous).
  - Obésité de degré 2 = IMC supérieur au 97e percentile.
  - Obésité de degré 1 (« surpoids ») = IMC entre le 90e et le 97e percentile.
  - Plus le rebond d'adiposité est précoce, plus le risque d'obésité est important.
  - Un changement de « couloir » vers le haut est un signe d'alerte.

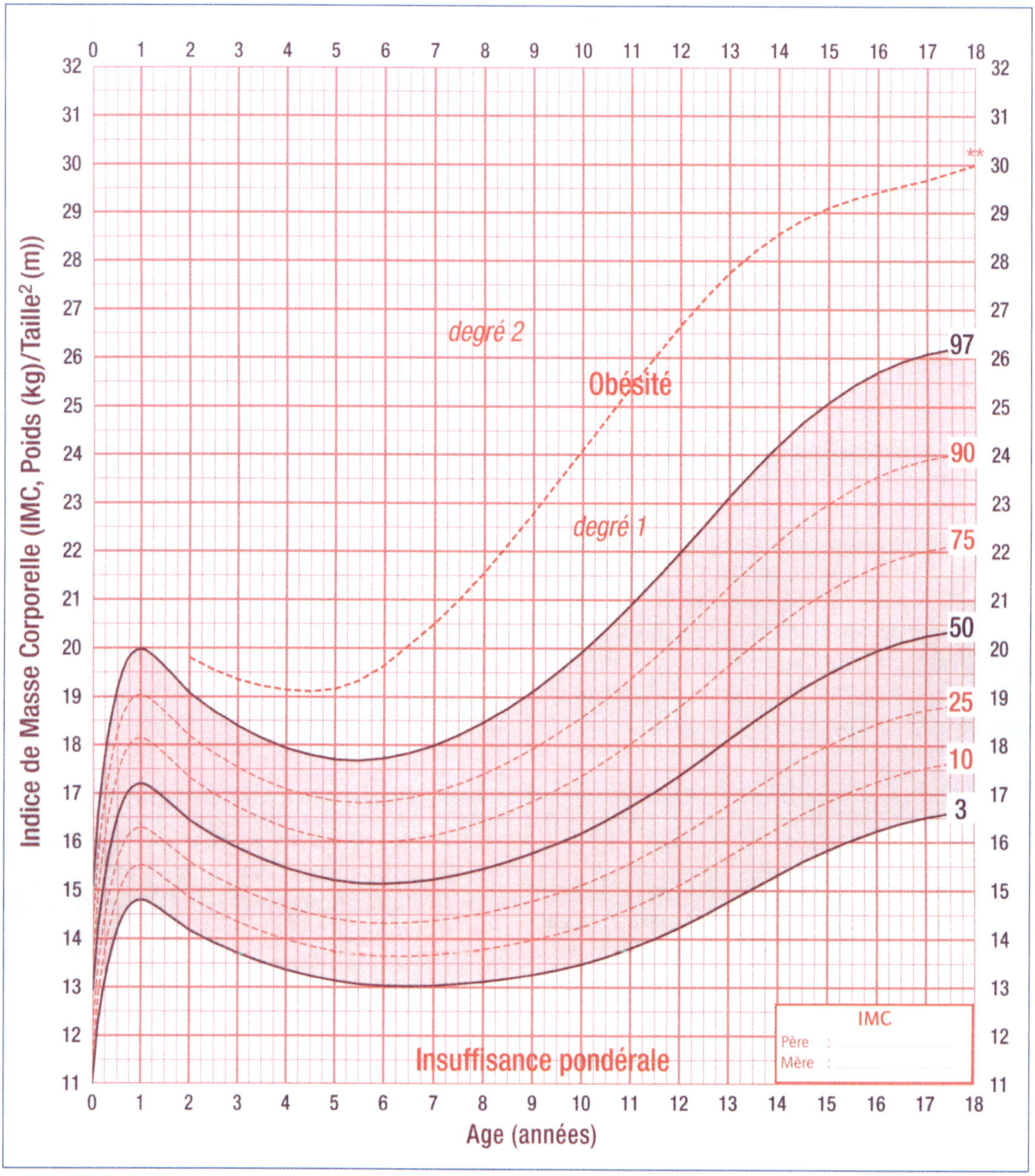

Figure 8.1 : Courbe de corpulence chez les filles de 0 à 18 ans.

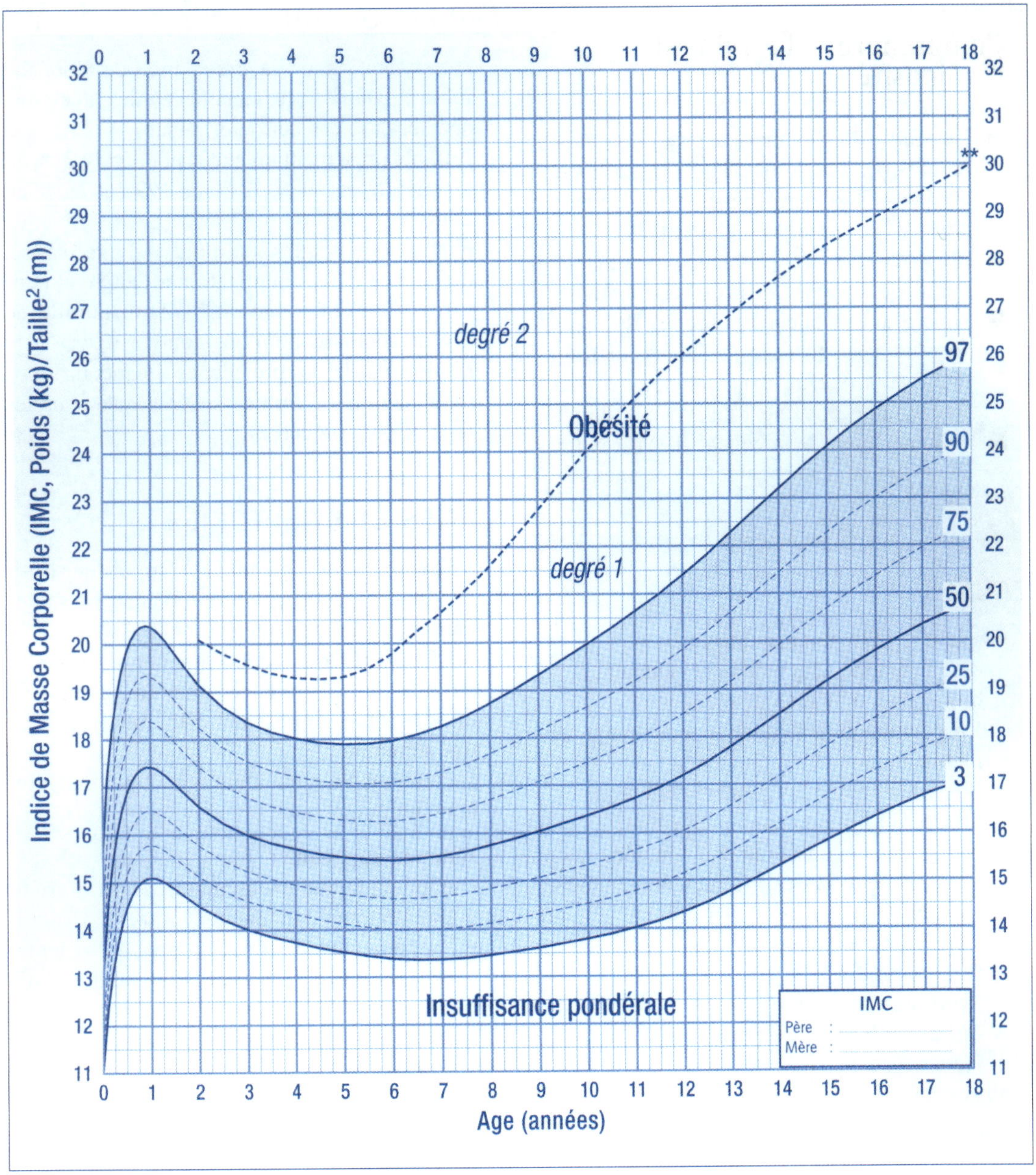

Figure 8.2 : Courbe de corpulence chez les garçons de 0 à 18 ans.

Comprendre – Le rebond d'adiposité

- La courbe d'IMC remonte physiologiquement vers l'âge de 6 ans : c'est le rebond d'adiposité qui correspond à une augmentation de la corpulence de l'enfant.
- Plus le rebond est précoce et plus le risque de devenir obèse est augmenté.
- Ainsi l'âge auquel la courbe d'IMC est au plus bas constitue un marqueur prédictif de l'obésité : la précocité de ce rebond d'adiposité est un signe d'alerte.
- Une remontée de la courbe d'IMC avant l'âge de 5 ans est considérée comme précoce.

CAUSES

- **Facteurs environnementaux :**
  - Augmentation des activités sédentaires et diminution de l'activité physique.
  - Irrégularité et incohérence des temps alimentaires.
  - Prises alimentaires en dehors des repas.
  - Mode d'alimentation : diminution des fruits, des légumes et des glucides complexes au profit des graisses et des sucres rapides.
- **Facteurs endocriniens** :
  - Hypothyroïdie.
  - Syndrome de Cushing.
  - Déficit en hormone de croissance.
  - Puberté précoce.
  - Syndrome des ovaires polykystiques chez la jeune fille présentant une pilosité abondante, une acné et des troubles des règles.
- **Facteurs génétiques** :
  - Maladies génétiques complexes : syndrome de Prader-Willi, maladie d'Albright, syndrome de l'X fragile…
  - Mutation d'un seul gène : découvertes récentes et nombreuses études en cours concernant les gènes régulant la satiété, notamment ceux intervenant dans la production de la leptine et de la mélanocortine.

ÉPIDÉMIOLOGIE

- Augmentation de la prévalence de l'obésité infantile depuis plusieurs décennies, avec une accélération ces dernières années.
- Enfants présentant un excès pondéral : 3 % en 1965, 5 % en 1980, 12 % en 1996 et 16 % en 2000.
- Facteurs de risques : surpoids à la naissance, déficience dans l'implication affective et éducative de l'entourage de l'enfant, famille de niveau socio-économique défavorisé.
- Évolution de la prévalence beaucoup plus rapide pour les formes sévères que pour les formes plus modérées.

SIGNES ET SYMPTÔMES

- Le dépistage est essentiel et s'appuie sur l'utilisation des courbes de corpulence présentes dans le carnet de santé (voir ci-dessus).
- **ATTENTION** : vers l'âge de 6 ans, les enfants de corpulence normale paraissent minces et l'impression clinique peut être trompeuse.
- La prise en charge initiale débute par un entretien (voir ci-dessous).

- **Examen physique** :
  - Aspect général : musculature, signes orientant vers une maladie génétique.
  - Examen cutané : fragilité pouvant orienter vers un hypercorticisme, pilosité anormale (hirsutisme) chez la fille pouvant orienter vers un syndrome des ovaires polykystiques…
  - Stade pubertaire : maturation osseuse souvent en avance chez l'enfant obèse.
  - Tour de taille et rapport taille/hanche : comme chez l'adulte un tour de taille augmenté est un signe d'augmentation de la masse grasse viscérale, facteur de risque cardiovasculaire.
  - Plis cutanés : mesure en différents sites (sous-scapulaire, tricipital, bicipital, supra-iliaque) permettant le calcul de la masse grasse.
  - Pression artérielle.

Comprendre – L'entretien avec l'enfant obèse et sa famille

Cet entretien vise à apprécier les éléments suivants :

Antécédents familiaux :
- Poids et IMC des parents.
- Antécédents de diabète insulinodépendant.
- Antécédents de maladies cardiovasculaires (infarctus, AVC, surtout avant 50 ans; hypertension artérielle, artérite, hypercholestérolémie).

Antécédents personnels :
- Poids de naissance.
- Maladies chroniques nécessitant un traitement particulier (corticothérapie, chimiothérapie, etc.).

Facteurs environnementaux (recherche de facteurs de stress jouant un rôle essentiel dans le développement de l'obésité) **:**
- Niveau socio-économique.
- Environnement géographique.
- Pays d'origine.
- Statut familial.
- Environnement scolaire.

Activité physique :
- Quotidienne : marche, activité de loisirs…
- Pratique régulière d'un sport.
- Activités en famille les week-ends, pendant les vacances.

Alimentation :
- Analyse de l'alimentation familiale :
  - Petit-déjeuner absent ou insuffisant, goûter excessif, grignotage entre les repas, boissons sucrées.
  - Consommation de fruits et de légumes, attirance pour le sucré ou le salé, consommation d'aliments à forte densité calorique.

INVESTIGATIONS

- Bilan endocrinien (en fonction du contexte) :
  - Diabète ? : glycémie à jeun et hyperglycémie provoquée par voie orale (HGPO).
  - Hypothyroïdie ? : bilan thyroïdien (TSH, T_4 libre).
- Bilan lipidique : cholestérol, triglycérides.
- Âge osseux si l'enfant est âgé de plus de 7 ans.

ÉVOLUTION, COMPLICATIONS ET PRONOSTIC

- **Conséquences à court terme** :
  - Médicales : rares et uniquement en cas d'obésité majeure :
    - Sur les plans cardiovasculaire et métabolique : hypertension artérielle, hyperinsulinisme et insulinorésistance, hypertriglycéridémie.
    - Sur le plan respiratoire : syndrome des apnées du sommeil, asthme, gêne à l'effort.

- Sur le plan ostéo-articulaire : troubles de la statique au niveau de la colonne vertébrale, des hanches, des genoux.
- Sur le plan morphologique : adipomastie, gynécomastie, enfouissement de la verge, vergetures.
• Psychosociales : mauvaise estime de soi, situations de rejet, d'exclusion, moqueries, insatisfaction par rapport à son aspect physique, difficultés pour les achats vestimentaires, souffrance psychique, troubles anxio-dépressifs.

– **Persistance de l'obésité à l'âge adulte** :
• Probabilité de 40 à 65 %.
• Risque d'autant plus grand si l'obésité est majeure ou si les parents sont obèses.
• Influence de l'âge : 20 à 50 % des enfants obèses avant la puberté et 50 à 70 % des enfants obèses après la puberté le restent à l'âge adulte.

– **Risques à long terme** :
• Risques cardiovasculaires avec augmentation du risque de mortalité de 50 à 80 % (y compris après amaigrissement).
• Chez la femme : augmentation de la fréquence des troubles des règles et hypertension pendant la grossesse plus fréquente.

THÉRAPEUTIQUE

Objectifs

– *Enfant de moins de 4 ans* :
• Parents pas obèses : amener les parents et les enfants à modifier leurs habitudes alimentaires, surveillance régulière.
• Un des parents au moins obèse : prise en charge active avec objectif de normaliser l'IMC dans les 2 ans.

– *Enfant entre 4 et 10 ans, prépubère* :
• Obésité de degré 1 : stabilisation du poids pour obtenir une réintégration dans le couloir normal avec l'évolution de la croissance.
• Obésité de degré 2 : perte de poids pour atteindre progressivement un IMC normal.

– *Adolescent :*
• Obésité de degré 1 : perte de poids pour récupérer rapidement un IMC normal.
• Obésité de degré 2 : comme chez l'adulte, perte de 10 à 15 % du poids initial pour obtenir des bénéfices significatifs pour la santé.

Stratégie thérapeutique

– *Sensibiliser les parents* :
• Expliquer qu'une trop grande restriction n'est pas souhaitable et qu'il est important de prendre le temps nécessaire pour arriver à un nouvel équilibre permanent.
• Expliquer qu'il ne s'agit pas d'établir plusieurs menus au sein de la famille, mais d'avoir une alimentation familiale équilibrée pouvant s'adapter aux besoins de chacun, enfant et adulte.
• Faire prendre conscience que leurs propres comportements lors des achats et au moment des repas constituent des repères importants pour l'enfant.

– *Augmenter l'activité physique de l'enfant* :
• Encourager la marche lors d'activités quotidiennes incontournables qui paraîtront naturelles à l'enfant : se rendre à pied à l'école, promener le chien...
• Encourager l'activité physique pendant ses loisirs en valorisant les jeux de plein air faciles à pratiquer : ballon, vélo, rollers, jeux collectifs, etc.
• Chercher à réduire le temps consacré à des activités sédentaires dont la télévision, la console de jeux ou l'ordinateur, au profit d'activités plus dynamiques.
• Favoriser la pratique d'une activité sportive régulière :
+ si l'enfant pratique déjà un sport, envisager la possibilité d'augmenter sa fréquence ou de s'initier en plus à un autre sport ;
+ si ce n'est pas le cas, l'inciter à trouver une activité sportive qui lui plaise et qu'il puisse pratiquer près de chez lui.

– *Favoriser une alimentation équilibrée* :
  - Expliquer à toute la famille les principes d'une alimentation adaptée : à partir de 3 ans, les grands repères de consommation sont similaires quel que soit l'âge. Seules les quantités à ingérer varient selon l'âge et l'activité physique de l'enfant.
  - Définir les recommandations en fonction des goûts de l'enfant, sans recourir à une liste d'aliments interdits mais en privilégiant les recommandations positives qui soient pour lui un acquis et non une perte.
  - Permettre à l'enfant de retrouver ses limites et de se responsabiliser, c'est-à-dire lui apprendre :
    + à retrouver des sensations de faim ou de satiété : manger lentement en mâchant bien, savoir manger quand il a faim et s'arrêter quand son estomac est plein même si son assiette n'est pas vide ;
    + à miser sur des aliments rassasiants et intéressants du point de vue nutritionnel et à réduire la consommation de ceux à faible pouvoir rassasiant et très caloriques (gras et/ou très sucrés) ;
    + à gérer les excès : compenser un goûter d'anniversaire par une augmentation de l'activité physique ou par un repas suivant plus léger.

– *Prise en charge psychologique* : évaluer la nécessité d'une psychothérapie (soit familiale, soit comportementale).

Dans certains cas, une prise en charge dans une structure spécialisée (maison d'enfants à caractère sanitaire et social) doit être envisagée en cas d'obésité morbide et/ou de milieu social très défavorisé et/ou de cadre familial néfaste à l'enfant.

ÉDUCATION THÉRAPEUTIQUE

Voir la démarche éducative dans l'encadré : « Soins – Accompagner les changements de comportements alimentaires chez les patients obèses ».

Comprendre – Une alimentation équilibrée et fractionnée

Répartition de l'apport énergétique au cours de la journée :

- Petit-déjeuner +/– collation du matin : 25 %.
- Déjeuner : 35 %.
- Goûter : 10 %.
- Repas du soir : 30 %.

Répartition des nutriments :

- Glucides : 55 % (avec 5-10 % de glucides simples).
- Lipides : 30 %.
- Protéines : 15 %.

Équilibre alimentaire :

- Nécessité de féculents à chaque repas (évite la faim entre les repas).
- Quantités importantes de légumes et de fruits.
- Réduction éventuelle des quantités de viande, de fromage, de charcuterie, de matières grasses ajoutées.
- Réduction de la consommation de produits gras, sucrés ou salés.

Comprendre – L'intérêt de l'activité physique

- Favorise l'équilibre du bilan énergétique.
- Réduit l'envie d'aliments gras au profit d'aliments glucidiques.
- Améliore l'image corporelle et renforce l'estime de soi.
- Favorise l'intégration sociale.

Auto-évaluation : Vrai ou Faux

1. L'obésité chez l'adulte est définie par un indice de masse corporelle (IMC) > 25.
2. Le risque cardiovasculaire est particulièrement augmenté en cas d'obésité viscérale.
3. L'hypothyroïdie et l'hypercorticisme sont des causes d'obésité.
4. Chez l'enfant, une remontée de la courbe d'IMC avant 5 ans est associée à un facteur de risque d'obésité.
5. Le surpoids à la naissance est un facteur de risque d'obésité.
6. La gastroplastie de réduction est indiquée en cas de troubles du comportement alimentaire grave.
7. Après une chirurgie de réduction gastrique, il n'y a pas de règles d'alimentation à observer.

Réponses

1. **Faux** : l'obésité est définie par un indice de masse corporelle (IMC) $\geqslant 30$, mais l'augmentation des risques liés au surpoids débute au-dessus de 25.
2. **Vrai** : on parle d'obésité viscérale à partir d'un périmètre abdominal > 90 cm pour la femme et > 100 cm pour l'homme. Ce périmètre reflète la graisse intra-abdominale dont l'augmentation est associée à une augmentation des risques cardiovasculaires et de maladies métaboliques.
3. **Vrai** : dans l'hypothyroïdie, la prise de poids est en lien avec un ralentissement du métabolisme et une infiltration myxœdémateuse des tissus (bouffissure du visage, des mains, des pieds en rapport avec un faux œdème lié à l'accumulation d'eau et de mucoprotéines), dans l'hypercorticisme avec un trouble de la répartition des graisses (répartition faciotronculaire des graisses).
4. **Vrai** : la remontée physiologique de la courbe d'IMC (rebond d'adiposité) se situe à l'âge de 6 ans ; si celle-ci survient de façon précoce, elle est considérée comme un facteur prédictif d'une obésité.
5. **Vrai** : le surpoids à la naissance est un facteur d'obésité, de même que l'obésité de l'un des deux parents.
6. **Faux** : la gastroplastie de réduction est contre-indiquée en cas de troubles du comportement alimentaire, de même qu'en cas de pathologies endocriniennes, de troubles de la personnalité et de conduites addictives (alcoolisme, toxicomanies).
7. **Faux** : les comportements de grignotages sont des facteurs d'échec, c'est la raison pour laquelle les changements de comportements alimentaires constituent des prérequis à l'intervention chirurgicale.

DÉNUTRITION

L'essentiel à retenir

- La dénutrition est définie par un **indice de masse corporelle (IMC) < 18,5**.
- Les facteurs en cause sont intriqués et dominés par les maladies chroniques et l'anorexie.
- Les personnes âgées sont particulièrement concernées, notamment lorsqu'elles sont hospitalisées ou en institution (presque 50 % sont concernées).
- Le score du **Mini Nutritional Assessment – Short Form (MNA-SF®)** fournit un outil de dépistage efficace chez les sujets de plus de 70 ans.
- Le dépistage et la prise en charge précoce de la dénutrition sont essentiels.
- Le traitement utilise la nutrition orale ou entérale par sonde et, en cas d'impossibilité, la nutrition parentérale.

DÉFINITION

Perte de la masse maigre et de la masse grasse qui se mesure à partir du poids et de la taille au moyen de l'indice de masse corporelle (IMC = P/T^2, voir p. 158) du patient :

- Un IMC très faible suffit au diagnostic de dénutrition : **IMC < 18,5 = dénutrition.**
- L'évolution du poids est un élément essentiel du diagnostic de dénutrition : une perte de 2 % du poids en une semaine, de 5 % en un mois, de 10 % en 6 mois doit être considérée comme pathologique.
- Un IMC normal ou élevé n'exclut pas une dénutrition : une perte de poids spontanée peut traduire une dénutrition quel que soit l'IMC.
- L'IMC est un élément du diagnostic de dénutrition mais ce n'est pas le seul : la perte de poids peut être masquée par des œdèmes (à rechercher cliniquement).

Tableau 9.1 : Niveau de dénutrition en fonction de l'IMC.

Classification de la dénutrition	IMC
Grade V	< 10,0
Grade IV	10,0-12,9
Grade III	13,0-15,9
Grade II	16,0-16,9
Grade I ou *insuffisance pondérale*	17,0-18,5
Normal	18,5-24,9

CAUSES

Dénutrition = conséquence d'un déséquilibre entre les besoins de l'organisme et les apports à un instant donné.

Anorexie

- Définition : perte du besoin et du plaisir de s'alimenter.
- Symptôme très fréquent dans de nombreuses maladies aiguës ou chroniques et chez les personnes âgées.
- Si anorexie grave et prolongée → malnutrition protéino-énergétique.

Comprendre – Les principaux facteurs de risque d'anorexie

Facteurs physiologiques :
- Vieillissement

Facteurs organiques somatiques :
- Affection aiguë et chronique : affections buccodentaires, cancers, infections, affections gastro-intestinales et hépatiques, insuffisance d'organe (cœur, poumon, rein), endocrinopathies.
- « Agression physique » : traumatisme, brûlure, chirurgie, radiothérapie.
- Médicaments : anticancéreux, antihypertenseurs, digitaliques, diurétiques, antalgiques morphiniques, antibiotiques.
- Toxiques : alcoolisme chronique.

Facteurs psychologiques et neuropsychologiques :
- Désordres émotionnels : tristesse, ennui, inquiétude.
- État dépressif.
- Troubles des fonctions supérieures (démence notamment).

Facteurs fonctionnels :
- Dépendance dans les activités de la vie quotidienne : pour manger, préparer les repas, faire les courses.
- Réduction des activités physiques.

Facteurs socio-économiques :
- Isolement.
- Faibles revenus.

Facteurs culturels :
- Alimentation proposée en décalage avec les habitudes, les coutumes.
- Croyances alimentaires qui orientent sur la consommation de certains aliments au détriment de certains autres.

Maladies chroniques

- Insuffisance respiratoire chronique : apports alimentaires inadéquats par rapport à la dépense énergétique.
- Insuffisance rénale terminale : défaut d'épuration entraînant une anorexie et des troubles du goût (dysgueusie).
- Insuffisance cardiaque chronique : anorexie.
- Insuffisance hépatique chronique : anorexie, augmentation de la dépense énergétique, malabsorption, troubles métaboliques…
- Maladies infectieuses : anorexie, augmentation de la dépense énergétique.
- Maladies neurologiques et neuromusculaires.

Personnes âgées

- Modifications physiologiques liées à l'âge : perturbation de la régulation de la prise alimentaire = anorexie « physiologique ».
- Insuffisance d'apports alimentaires (voir ci-dessus « Les principaux facteurs de risque d'anorexie »).
- Hypercatabolisme au cours de maladies infectieuses, cancéreuses ou inflammatoires.
- Les problèmes de dentition : douleurs buccodentaires (gingivites, parodontites), prothèses mal adaptées…

Enfant/adolescent

- Carence alimentaire :
  - Absence de nourriture en quantité et en qualité suffisantes dans les pays à ressources limitées.
  - Régimes aberrants.
  - Troubles de la relation parent-enfant, de la relation adulte-enfant (maltraitances).
- Augmentation des besoins : pathologie infectieuse, inflammatoire, tumorale.
- Pathologie psychiatrique = **anorexie mentale** :
  - Restriction volontaire sous-tendue par une peur de grossir alors que le poids est déjà anormalement bas.
  - Le plus souvent femmes entre 16 et 25 ans.
  - Pour plus de détails, voir le fascicule « Psychiatrie ».

Pays en voie de développement, guerres

- **Marasme** :
  - Carence énergétique mais restant équilibrée au niveau protéino-énergétique, caractérisée par un amaigrissement important.
  - Enfants en cas d'allaitement insuffisant, privation chez des prisonniers...
- **Kwashiorkor** :
  - Amaigrissement moins important car masqué par des œdèmes ainsi qu'une ascite chez les adultes.
  - Lié à une hypoalbuminémie conséquence d'une carence en protéines.
  - Hépatomégalie en rapport avec une stéatose hépatique.

Comprendre – Le cercle vicieux agression/dénutrition

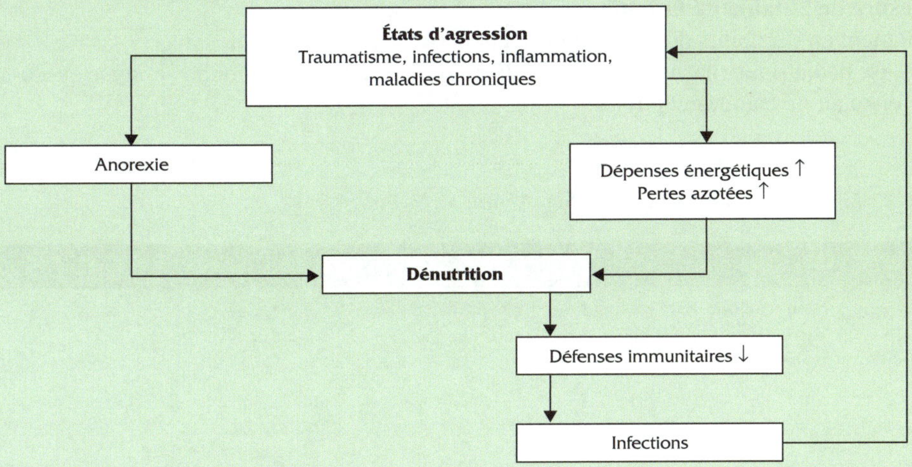

ÉPIDÉMIOLOGIE

Très fréquent chez les personnes âgées :
- À domicile : 3-4 % chez les plus de 65 ans et 10 % chez les plus de 80 ans.
- À l'hôpital et en institution : près de 50 %.

SIGNES ET SYMPTÔMES

Anamnèse :
- Perte de poids récente ou semi-récente.
- Recherche systématique d'une pathologie sous-jacente par l'interrogatoire et l'examen clinique.
- Analyse du contexte psychologique et social et de son incidence sur les prises alimentaires tant quantitatives que qualitatives :
  - Trouble du comportement alimentaire ?
  - Situation de précarité sociale ?

Évaluation des besoins nutritionnels :
- En cas d'« agression physique » de type traumatisme, brûlure, chirurgie, radiothérapie, les

besoins sont accrus simplement du fait de cette agression et doivent tenir compte :
- de l'état nutritionnel au moment du traumatisme ;
- des besoins spécifiques à prévoir, liés à la nature du traumatisme (par exemple, en fonction de l'étendue de la brûlure…) et à ses conséquences sur le plan nutritionnel (par exemple alimentation orale impossible pendant plusieurs semaines…).

– Chez les adultes âgés de plus de 70 ans :
  - Evaluation de l'état nutritionnel : ***Mini Nutritional Assessment-Short Form*** **ou MNA-SF®** → 11 points ou moins = possibilité de malnutrition.

Soins – Mesurer la taille des patients de plus de 70 ans ayant des troubles de la statique dorsale (cyphose, scoliose, tassements vertébraux)

Utilisation de **l'équation de Chumléa**

- **Chez la femme :**

  Taille (cm) = 84,88 – 0,24 × âge (années) + 1,83 × taille de la jambe (cm)

- **Chez l'homme :**

  Taille (cm) = 64,19 – 0,04 × âge (années) + 2,03 × taille de la jambe (cm)

- **Mesure de la taille de la jambe :**
  - Patient en décubitus dorsal, genou fléchi à 90°.
  - Toise pédiatrique placée sous le pied du patient avec la partie mobile appuyée au-dessus du genou au niveau des condyles.

Tableau 9.2 : *Mini Nutritional Assessment-Short Form* ou MNA-SF®.

MNA-SF®		
A	Le patient présente-t-il une perte d'appétit récente ? A-t-il mangé moins ces 3 derniers mois par manque d'appétit, problèmes digestifs, difficultés de mastication ou de déglutition ?	0 : anorexie sévère 1 : anorexie modérée 2 : pas d'anorexie
B	Perte récente de poids (< 3 mois)	0 : perte > 3 kg 1 : ne sait pas 2 : perte de poids entre 1 et 3 kg 3 : pas de perte de poids
C	Motricité	0 : du lit au fauteuil 1 : autonome à l'intérieur 2 : sort du domicile
D	Maladie aiguë ou stress psychologique lors de ces 3 derniers mois ?	0 : oui 2 : non
E	Problèmes neuropsychologiques	0 : démence ou dépression sévère 1 : démence ou dépression modérée 2 : pas de problème psychologique
F	Indice de masse corporelle (IMC = poids (kg)/taille² (m))	0 : IMC < 19 1 : 19 ≤ IMC < 21 2 : 21 ≤ IMC < 23 3 : IMC ≥ 23

Signes cliniques accompagnant une dénutrition grave et persistante :

- Diminution du pli cutané tricipital : normale = 12 mm chez l'homme et 25 mm chez la femme.
- Évaluation du degré de fonte musculaire, en particulier au niveau des membres (mesure de la circonférence du bras comparée à des valeurs théoriques données par des tables).
- Cheveux secs et cassants, globes oculaires saillants, ongles striés et cassants, excoriations au niveau de la langue (signe en faveur de carences vitaminiques).
- Œdèmes (à rechercher au niveau lombaire chez les personnes alitées).
- Hépatomégalie.

INVESTIGATIONS

Biologie :

- Albumine plasmatique < 30 g/L.
- Préalbumine plasmatique (transthyrétine) < 110 mg/L.

Tableau 9.3 : Critères permettant d'évoquer le diagnostic de dénutrition chez un patient hospitalisé à partir d'outils diagnostiques simples.

	Âge < 70 ans	Âge ≥ 70 ans
Mesures anthropométriques recommandées pour l'évaluation de l'état nutritionnel à l'entrée de l'hôpital	- Perte de poids ≥ 10 % - Perte de poids ≥ 5 % en 1 mois - IMC ≤ 17 kg/m²	- Perte de poids ≥ 10 % - Perte de poids ≥ 10 % en 6 mois - Perte de poids ≥ 5 % en 1 mois - IMC ≤ 20 kg/m²
Mesures biochimiques lorsque le dosage est réalisé	- Albuminémie* < 30 g/L - Préalbuminémie* < 110 mg/L	- Albuminémie* < 30 g/L - Préalbuminémie* < 110 mg/L
Calcul d'indice recommandé pour l'évaluation de l'état nutritionnel à l'entrée de l'hôpital		MNA-SF® ≤ 11

* En l'absence de syndrome inflammatoire défini par l'élévation concomitante de 2 des 3 paramètres suivants :
- VS > âge/2 chez l'homme ou VS > (âge + 10)/2 chez la femme.
- CRP > 15 mg/L
- Haptoglobine > 2,5 g/L

ÉVOLUTION, COMPLICATIONS ET PRONOSTIC

- Un dépistage et une prise en charge précoce sont le gage d'une évolution satisfaisante.
- Le dépistage des patients à risque peut éviter un diagnostic tardif, source de complications chez des patients atteints le plus souvent de pathologies chroniques sévères.
- La recherche des œdèmes qui faussent l'appréciation du poids doit être systématique.
- Il est recommandé d'évaluer périodiquement le poids des patients hospitalisés non dénutris :
  - Tous les mois en soins de suite et de réadaptation fonctionnelle ou en soins de longue durée.
  - Toutes les semaines en court séjour (médecine, chirurgie) pour les patients au-delà de 70 ans.
  - Lorsqu'ils présentent une maladie hypercatabolisante non contenue pendant 7 jours.
  - Lorsqu'ils présentent une insuffisance d'apport nutritionnel non compensée pendant 7 jours.

Soins – Réaliser un suivi du poids des patients hospitalisés

L'objectif du suivi du poids est de calculer la variation (perte ou prise) de poids et ainsi contribuer au diagnostic ou au suivi d'un état de dénutrition : cette mesure doit par conséquent être fiable dans le temps, quel que soit le professionnel qui la réalise.

Avant la mesure :

- Informer le patient de l'objectif du soin afin de susciter sa collaboration : le poids se mesure de préférence en sous-vêtements, vessie vide.
- Choisir le matériel en fonction de son degré d'autonomie : pèse-personne à partir de 10 kg, chaise-balance si verticalisation impossible, lève-malade si verticalisation et position assise impossibles.
- S'assurer de la fonctionnalité du matériel : branchements électriques éventuels ou batteries rechargées, mises à zéro de la tare.
- Installer le patient en adaptant l'aide au degré d'autonomie.

Pendant la mesure :

- Expliquer au patient qu'il ne doit pas bouger.
- Lui communiquer son poids avec tact.

Après la mesure :

- Veiller au confort du patient : habillage, installation.
- Reporter le chiffre de la mesure dans le dossier.
- Noter les facteurs externes au patient pouvant avoir une incidence sur le résultat de la mesure : changement de matériel, présence d'un matériel (attelle, etc.).
- Analyser en équipe l'écart ou le maintien du poids en fonction des objectifs poursuivis, des apports alimentaires, des facteurs externes, de la présence d'œdèmes.

THÉRAPEUTIQUE

Nutrition orale ou entérale par sonde gastrique (possible dans 9 cas sur 10).

– *1re étape* : optimisation de l'alimentation « normale » : augmentation de l'apport énergétique des portions sans en augmenter le nombre.

Soins – Évaluer la prise alimentaire des patients en institution

L'objectif est de dépister l'instauration d'un **état de dénutrition** en s'assurant de la qualité globale des prises alimentaires, tant quantitatives que qualitatives.

- Identifier les facteurs de risques du patient et notamment leur association.
- Expliquer au patient ses besoins spécifiques actuels en lien avec ses facteurs de risque.
- Noter les quantités réellement consommées au moment du ramassage du plateau repas : quantités de boissons en mL et quantités d'aliments par groupes alimentaires selon un code défini en équipe (par exemple : 0, 1/4, 1/2, 1).
- Analyser la prise alimentaire du point de vue qualitatif : identifier et signaler les groupes alimentaires peu ou pas consommés.

- Identifier avec le patient les raisons de ses difficultés à s'alimenter : les discuter en équipe afin d'orienter sur des prises en charge adaptées (compléments nutritionnels, intervention du service diététique, soins buccaux-dentaires, soutien psychosocial…).

– *2e étape* : supplémentation par voie orale → nombreux produits disponibles sous forme de liquides, de crèmes ou de soupes.

Soins – Favoriser chez les patients dénutris la prise de supplémentation nutritionnelle par voie orale

- Expliquer au patient l'objectif de cette supplémentation, le rassurer sur la tolérance digestive, l'encourager en cas d'anorexie.
- Impliquer le patient dans le choix des produits et des arômes afin de respecter ses goûts.
- Servir le supplément frais, c'est-à-dire à la température du réfrigérateur.
- S'accorder avec le patient sur les moments de prise : servir le supplément à distance des repas, c'est-à-dire 2 heures après ou avant un repas (par ex. 10 h 00, 16 h 00, 21 h 00).
- Installer le patient et l'aider dans la préparation : ouverture de l'emballage, mise en place de la paille…
- Encourager le patient à consommer le supplément au moment où il est servi.
- Évaluer avec le patient ce qu'il a consommé : en cas de non consommation ou de consommation incomplète, en déterminer les raisons avec lui et s'accorder sur les mesures qui faciliteront la consommation du supplément nutritionnel la prochaine fois.
- Noter les prises journalières : quantités proposées et quantités consommées réellement.

Soins – Prévention des principales complications pour les patients alimentés par sonde de nutrition entérale

Principales complications	Mesures préventives
Régurgitation – inhalation – vomissement	• Vérification du positionnement de la sonde par injection d'air et auscultation concomitante au stéthoscope (position basse à proximité du pylore) • Fixation efficace : évite la mobilisation de la sonde • Changer la position : prévention des irritations ou nécroses nasales ou pharyngées • Repère de positionnement en place • Administration lente et à la pompe du mélange nutritif (débit toujours < 120-150 mL/h) • Administration de nutriments en position semi-assise • Chez les patients à risque : administration diurne et en position assise, sonde intrajéjunale
Diarrhée	• Utilisation de mélanges stériles • Systèmes de conditionnement clos • Utilisation d'une pompe en cas d'administration intrajéjunale • Éviter si possible les antibiotiques • Intérêt possible préventif et/ou curatif de *Saccharomyces boulardii* (Ultra-Levure®) et de mélanges enrichis en fibres alimentaires • En cas de diarrhée, faire une recherche de *Clostridium difficile* dans les selles +++

Principales complications	Mesures préventives
Constipation	• Bonne hydratation, massages abdominaux (kiné) • Utilité possible des mélanges enrichis en fibres alimentaires
Œsophagite	• Utilisation exclusive de sondes en silicone ou polyuréthanne de petit calibre (8 à 12 F) • Administration à la pompe en position semi-assise
Infection de paroi (gastrostomie percutanée endoscopique)	• Réfection du pansement 2 à 3 fois/semaine • Soins locaux
Syndrome de renutrition	• Début progressif de la nutrition entérale et augmentation progressive des apports, surtout chez les grands dénutris • Supplémentation en phosphore, vitamines, oligoéléments d'autant que la dénutrition est grave
Obstruction des sondes	• Rinçages fréquents et après chaque administration de mélange nutritif • Limiter l'administration de médicaments par la sonde

Nutrition parentérale

Indications

1. *Alimentation orale ou entérale impossible*
   Par ex : obstacles (tumeurs), iléus (occlusion, période postopératoire), résection intestinale étendue, coma…
2. *Alimentation orale ou entérale insuffisante*
   Par ex : anorexie (mentale, cancers), syndrome du grêle court, états d'agression, dénutrition du cancer, préparation à la chirurgie lourde.
3. *Alimentation orale ou entérale dangereuse ou contre-indiquée*
   Par ex : états comateux, brûlures caustiques du tube digestif, colites inflammatoires chroniques en poussée (maladie de Crohn, rectocolite hémorragique), pancréatites aiguës, fistules digestives chroniques.

Voies d'abord

1. *Voie veineuse périphérique*
- Capital veineux acceptable.
- Veine de calibre suffisant.
- Débit de perfusion lent.
- Apport calorique < 2 000 kcal/jour.
- Osmolarité du mélange nutritif : maximum 900 mosm/L (moyenne < 600 mosm/L) car au-delà problème de toxicité veineuse.
- Durée de nutrition parentérale courte (maximum 1 ou 2 semaines).
- Changement de veine toutes les 48 heures, selon protocole.

2. *Voie veineuse centrale*
- En cas de capital veineux périphérique déficient.
- Mise en place en milieu chirurgical dans une veine profonde (sous-clavière ou jugulaire interne).
- Contrôle radiologique initial de la bonne position du cathéter.
- Pour l'administration de solutions hyperosmolaires > 900 mosm/L sinon risque d'abrasion des parois veineuses.

Modalités d'administration

2 modes
- Continu sur 24 heures.
- Discontinu : administration sur 10 à 12 heures par 24 heures.

Vitesse de perfusion maximale
- **Glucides** : 0,5 g/kg/h (en cas de perfusion trop rapide, glycosurie et diurèse osmotique).
- **Lipides** :
  • Adultes = 0,4 g/kg/h = 40 gouttes/min de lipides à 20 % (commencer par 10 gouttes/min pendant 10 minutes puis 20 gouttes/min pendant 20 minutes avant de passer à la vitesse max.).
  • Enfants = 0,25 g/kg/h.
- **Acides aminés** : les différentes solutions seront perfusées lentement (vitesse variable d'un maximum de 40 gouttes/min à une perfusion continue sur 24 heures).

La régularité de la vitesse de perfusion est assurée au mieux par une pompe à débit constant et réglable.

Filtres

Les émulsions lipidiques ne sont compatibles qu'avec les **filtres antiparticulaires** (pores de 15 à 25 µm) situés au fond des chambres compte-gouttes. Elles sont incompatibles avec les **filtres antibactériens** (pores de 0,22 µm) qui sont, par contre, utilisables pour la perfusion de glucides et d'acides aminés.

Produits

Les classiques apports associant les trois composés glucose, lipides et acides aminés sont de plus en plus remplacés par les mélanges ternaires (par ex. Kabimix®), en poches prêtes à l'emploi, dont la maniabilité constitue un avantage certain (en particulier à domicile).

Soins – Prévention des principales complications pour les patients sous nutrition parentérale

Principales complications	Mesures préventives
Mécaniques - Embolie gazeuse - Déplacement et migration du cathéter - Obstruction du cathéter	• Technique rigoureuse de manipulation et de surveillance du cathéter : purger entièrement toutes les tubulures avant raccordement à la voie veineuse, vérifier la fixation à la peau du cathéter, vérification permanente de la position des tubulures (non coudées) • Protocoles d'entretien : utilisation de pompes à débit constant et programmables, solutés d'entretien de la voie veineuse en cas d'interruption ou rinçures
Infectieuses - Locales : lymphangite, phlébite, thrombophlébite - Générales : bactériémie, septicémie	• Lavage des mains avant toute manipulation • Asepsie rigoureuse à l'occasion de toute manipulation • Changement régulier du pansement protégeant le point d'émergence du cathéter : se conformer au protocole qui doit préciser les antiseptiques à utiliser, le type de pansement occlusif à prévoir, la fréquence des pansements • Examen du point de ponction à l'occasion de chaque réfection de pansement • Possibilité de tunellisation du cathéter central pour les nutritions parentérales de longue durée : le point de sortie du cathéter est à distance du point de ponction (réduction du risque infectieux)
Métaboliques - Rétention hydrosodée, polyurie osmotique, hypo-, hyperkaliémie, acidose métabolique - Cholestase, stéatose hépatique, lithiase biliaire.	• Adaptation des apports au patient (en particulier si hypercatabolisme lié à une infection) • Surveillance biologique régulière.

OBJECTIFS DES SOINS INFIRMIERS

Diagnostics infirmiers prévalents

- Déficit nutritionnel
- Incapacité totale ou partielle d'avaler, de s'alimenter
- Isolement social
- Altération de la perception sensorielle gustative, olfactive
- Manque de connaissances : besoins et apports nutritionnels
- Altération des mécanismes de protection

Contribuer au dépistage des patients à risque de dénutrition :

- Mettre en évidence les facteurs de risque présentés par le patient, à l'occasion des différents entretiens avec lui-même et son entourage.
- Effectuer les mesures anthropométriques avec rigueur pour déterminer l'IMC :
  - Voir l'encadré « Mesurer la taille des patients de plus de 70 ans ayant des troubles de la statique dorsale (cyphose, scoliose, tassements vertébraux) » p. 178.
  - Voir l'encadré « Réaliser un suivi du poids des patients hospitalisés » p. 180.
- Mettre en place un suivi du poids : fréquence à définir avec l'équipe médicale.

Faciliter la prise alimentaire et en assurer le suivi :

- Déterminer en collaboration avec l'équipe médicale les objectifs nutritionnels à atteindre :
  - Apports caloriques à maintenir, modalités d'alimentation, poids cible à maintenir ou atteindre.
- Expliquer au patient les besoins spécifiques en lien avec sa pathologie, ses facteurs de risque.
- Informer l'entourage de ses besoins spécifiques afin qu'il puisse s'impliquer dans le soutien à apporter au patient : présence au moment des repas, encouragements...
- Aider le patient dans ses choix alimentaires :
  - Veiller à une répartition équilibrée qui prenne en compte les besoins protéiques, glucidiques et lipidiques évalués lors du bilan nutritionnel.
  - Veiller à lui proposer des choix qui tiennent compte : de ses goûts, de ses préférences, de ses désirs.
  - Proposer une alimentation de texture adaptée, en lien avec le service diététique : mixée, semi-liquide si besoin.
- Suivre les recommandations des équipes de psychologues et psychiatres pour la prise en charge des patients souffrant d'anorexie mentale.
- S'entretenir avec le patient afin de comprendre ses difficultés à s'alimenter :
  - Perte de plaisir, perte du goût, de l'odorat.
  - Événements particuliers en attente, inquiétudes, peurs, isolement.
  - Coutumes et/ou croyances alimentaires.
  - Douleurs, affections buccodentaires, troubles du transit, faiblesse, fatigue.
- Échanger en équipe sur les difficultés identifiées afin de proposer au patient des prises en charges spécifiques et adaptées : consultations médicales, diététiques, psychologiques.
- Négocier avec le patient des étapes progressives : prendre en compte son rythme et son temps d'adaptation, le mettre en confiance.
- Créer un environnement favorable pour le repas :
  - Veiller à l'hygiène de l'environnement et des ustensiles.
  - Installer confortablement et apporter une aide adaptée aux handicaps, aux limites fonctionnelles, à l'âge...
  - Présenter le contenu du plateau : vérifier que les choix ont pu être respectés.
  - Mettre à disposition du patient ce qu'il désire manger en premier.
- Évaluer les prises alimentaires de manière pluriquotidienne :
  - Voir l'encadré « Évaluer la prise alimentaire des patients en institution » p. 180.
  - En cas de supplémentation nutritionnelle : voir l'encadré « Favoriser chez les patients dénutris la prise de supplémentation nutritionnelle par voie orale » p. 181.

Assurer la mise en œuvre et le suivi d'une nutrition entérale et/ou parentérale :

- Respecter les intervalles prescrits pour les apports nutritionnels.
- Informer le patient des modalités d'alimentation : objectifs poursuivis, caractère temporaire, alternatif.
- Dépister les complications pouvant survenir :
  - Voir l'encadré : « Prévention des principales complications pour les patients alimentés par sonde de nutrition entérale » p. 181.
  - Voir l'encadré : « Prévention des principales complications pour les patients sous nutrition parentérale » p. 183.

Auto-évaluation : Vrai ou Faux

1. Un Indice de Masse Corporelle (IMC) à 20 exclut une dénutrition.
2. La dénutrition est toujours associée à une perte de poids.
3. La dénutrition résulte d'un déséquilibre entre les besoins de l'organisme et les apports à un instant donné.
4. L'anorexie de la personne âgée de plus de 70 ans peut être physiologique.
5. Le bilan nutritionnel d'une personne âgée de plus de 70 ans vivant à son domicile doit explorer son autonomie.
6. Les infections entretiennent le cercle vicieux agression/dénutrition.
7. Une alimentation par sonde de nutrition entérale s'administre à une vitesse inférieure à 120-150 mL/h.
8. La perfusion d'émulsions lipidiques doit se réaliser avec des lignes de perfusion munies de filtres antibactériens.
9. Un mélange nutritif hyperosmolaire peut s'administrer par voie veineuse périphérique.

Réponses

1. **Faux** : quel que soit l'IMC une perte de poids spontanée peut traduire une dénutrition.
2. **Faux** : la perte de poids liée à la dénutrition peut être masquée par des œdèmes qui sont toujours à rechercher cliniquement dans le cadre d'un bilan nutritionnel.
3. **Vrai** : ce déséquilibre est à rapporter à l'écart entre les besoins et les apports en prenant en compte les différents contextes pour lesquels les besoins sont augmentés et les apports réduits.
4. **Vrai** : cette anorexie provient d'une perturbation physiologique de la régulation de la prise alimentaire en lien avec le vieillissement.
5. **Vrai** : une dépendance pour les activités de la vie quotidienne (faire les courses, la cuisine…) constitue un facteur de risque de dénutrition.
6. **Vrai** : les infections constituent des agressions qui augmentent les besoins énergétiques et protidiques, elles accompagnent souvent une anorexie : ce processus (augmentation des besoins et diminution des apports) conduit à une dénutrition.
7. **Vrai** : la vitesse d'une alimentation par sonde de nutrition entérale doit toujours être lente, maîtrisée au moyen d'une pompe à débit continu afin de prévenir les risques de régurgitation, de vomissement et d'inhalation.
8. **Faux** : la perfusion d'émulsions lipidiques doit se réaliser avec des lignes de perfusion munies de filtres antiparticulaires en raison des caractéristiques de leurs pores.
9. **Faux** : un mélange nutritif hyperosmolaire s'administre par voie veineuse centrale en raison des risques d'abrasion des parois veineuses.

HYPERLIPIDÉMIES

1. GÉNÉRALITÉS

L'essentiel à retenir

- Les hyperlipidémies sont dues à des modifications du métabolisme des lipoprotéines dont la conséquence essentielle est l'**athérosclérose** à l'origine notamment de la maladie coronaire et des accidents vasculaires cérébraux.
- Il s'agit d'un problème très fréquent qui concerne **4 % de la population de plus de 30 ans**.
- La gravité de la maladie est liée notamment à la présence de facteurs de risque supplémentaires d'athérosclérose comme le tabagisme, l'HTA et le diabète.
- Au-delà de l'élévation du cholestérol total, le meilleur indicateur de gravité est l'élévation du taux plasmatique de LDL-cholestérol.
- La prise en charge comprend initialement une **thérapeutique diététique**, complétée au besoin par un **traitement médicamenteux**. Son objectif est de corriger les facteurs de risque et d'obtenir des valeurs de LDL-cholestérol inférieures aux valeurs seuils d'intervention.
- L'éducation alimentaire nécessite une prise en charge multiprofessionnelle.

DÉFINITION

- Augmentation des graisses dans le sang liée à des anomalies des protéines (lipoprotéines) sur lesquelles elles sont fixées.
- La conséquence essentielle est le développement de plaques d'athérome dans les artères avec le développement d'une **athérosclérose** à l'origine de complications cardiovasculaires, notamment l'infarctus du myocarde et les accidents vasculaires cérébraux.
- On considère que les LDL (*Low Density Lipoproteins*) favorisent le développement de l'athérome alors que les HDL (*High Density Lipoproteins*) protègent les artères.
- 2 classifications : une internationale permettant des comparaisons entre les différents pays et une autre, celle de De Gennes, plus intéressante sur le plan thérapeutique.

  • **Classification de l'OMS** selon le type de lipoprotéine en excès (selon les critères de l'électrophorèse, appelées également critères de **Fredérickson**).

Tableau 10.1 : Classification des hyperlipidémies de l'OMS.

Type	Lipoprotéines en excès
Type I	Chylomicrons
Type IIa	LDL
Type IIb	LDL et VLDL*
Type III	IDL (remnants)
Type IV	VLDL
Type V	Chylomicrons et VLDL

* *Very Low Density Lipoprotein.*

- **Classification de De Gennes**

Tableau 10.2 : Classification des hyperlipidémies selon De Gennes.

Type	Correspondance dans la classification OMS
Hypercholestérolémie pure	Augmentation isolée du LDL-cholestérol = type IIa (Plus rarement : augmentation du HDL cholestérol)
Hyperlipidémie mixte	Le plus souvent type IIb (Plus rarement : type III)
Hypertriglycéridémie prédominante	Avec chylomicrons : type I ou V Sans chylomicrons : type IV

CAUSES

– Primitive : origine génétique.
– Secondaires :
  - Autres pathologies : endocrines (diabète, obésité, hypothyroïdie, hypercorticisme), rénales (syndrome néphrotique, insuffisance rénale chronique), hépatiques (cholestase, insuffisance hépatique sévère, cirrhose biliaire primitive), infection par le VIH.
  - Facteurs nutritionnels : excès de glucides, d'alcool, d'acides gras saturés.
  - Médicaments : œstrogènes de synthèse, corticoïdes, dérivés de la vitamine A, bêtabloquants, diurétiques…

Comprendre – Les hyperlipoprotéinémies

- Le terme d'hyperlipoprotéinémies est utilisé en médecine aujourd'hui pour désigner ces anomalies.
- La surface des lipoprotéines contient des protéines spécifiques ou apoprotéines.
- Les lipoprotéines sont des particules servant au transport plasmatique des lipides (principalement le cholestérol et les triglycérides).
- Il existe 4 lipoprotéines identifiables par un contenu et une taille spécifiques :
  - Les **chylomicrons** : contiennent des triglycérides d'origine exogène (alimentaire).
  - Les **VLDL :** transportent des triglycérides d'origine endogène (synthétisés par l'organisme).
  - Les **LDL** : proviennent de l'hydrolyse des VLDL et transportent le cholestérol au niveau des parois artérielles (développement de l'athérome).
  - Les **HDL** : captent le cholestérol au niveau de la paroi artérielle et le ramènent au foie pour la synthèse des acides biliaires.
- Il existe 2 voies de transport des triglycérides et du cholestérol :
  - **Voie exogène** : incorporation des lipides alimentaires dans les chylomicrons au niveau des cellules intestinales → dans le tissu adipeux et musculaire, hydrolyse par la lipoprotéine lipase (LPL) et libération d'acides gras libres → les particules dégradées restantes, riches en cholestérol, sont captées par le foie où une partie est éliminée dans la bile et le reste passe dans la voie endogène.
  - **Voie endogène** : synthèse des triglycérides par le foie (augmentée en présence d'hydrates de carbone d'origine alimentaire) → sécrétion sous forme de VLDL → hydrolyse par la lipoprotéine lipase (LPL) → résidus appelés particules remnants ou IDL → transformation dans le plasma des IDL en LDL dont la fonction est de fournir du cholestérol aux cellules extrahépatiques où le cholestérol sert à la synthèse de la membrane cellulaire et des hormones → relargage du cholestérol non utilisé dans le plasma où il est capté par les HDL.

ÉPIDÉMIOLOGIE

- Problème très fréquent : concerne 4 % de la population adulte après 30 ans.
- Problème grave : premier facteur de risque des maladies cardiovasculaires qui restent la première cause de mortalité en France.

SIGNES ET SYMPTÔMES

- Expression clinique dépendant de la durée et de l'intensité des anomalies → découverte souvent lors d'un bilan lipidique.
- Signes les plus fréquents en rapport avec le dépôt de cholestérol dans les tissus :
  - **Arc cornéen** (gérontoxon) : liséré blanchâtre en périphérie de l'iris.
  - **Xanthélasmas :** plaques de couleur jaune chamois au niveau des paupières correspondant à des dépôts lipidiques.
    → Ces deux signes n'ont de valeur qu'avant 50 ans car ensuite présence possible en l'absence d'anomalie lipidique.
  - **Xanthomes tendineux** : nodules ou épaississements au niveau des tendons dus à des dépôts de cholestérol, indolores, de consistance ferme ; situés au niveau de la région dorsale des doigts et du métacarpe, des genoux, des coudes, des tendons d'Achille (tendons extenseurs) ; possibilité de crises douloureuses.
  - **Xanthomes cutanés** : plaques ou nodules jaune pâle à orangés (xanthomes tubéreux) enchâssés dans le derme, situés essentiellement au niveau des coudes, des genoux et du dos de la main.

Ces signes sont particulièrement observables dans les formes familiales graves.

INVESTIGATIONS

Bilan standard :
- Cholestérol total (CT).
- Triglycérides (Tg).
- HDL-cholestérol (HDL-C).
- Calcul du LDL-cholestérol (LDL-C) avec la **formule de Friedwald** (formule valable si Tg < 4 g/L) :

$$\text{LDL-C} = \text{CT} - (\text{HDL-C} + \text{Tg}/5)$$

(en g/L ; si expression en mmol/L, utiliser 2,2 au dénominateur).

Tableau 10.3 : Taux sanguins des différents lipides.

Lipide	Valeurs seuils
Cholestérol total	< 2 g/L (5,2 mmol/L)*
Triglycérides	< 2 g/L (2,3 mmol/L)**
LDL-C	< 1,30 g/L (3,4 mmol/L)
HDL-C	> 0,35 g/L (0,9 mmol/L)

* Cholestérol : 1 g = 2,6 mmol/L
** Triglycérides : 1 g = 1,15 mmol/L

- En cas d'anomalie : glycémie à jeun (car diabète latent = facteur de risque supplémentaire).

Comprendre – Le bilan lipidique

Objectifs : doser le taux des différents lipides sanguins pour évaluer le risque de maladies vasculaires (risque athérogène) afin de pouvoir prendre les mesures adéquates en terme de modifications des conditions de vie (hygiène de vie, habitudes alimentaires) et de traitement médicamenteux.

Conditions de prélèvement :
- À jeun depuis 12 heures (le matin).
- À distance d'une affection aiguë.
- Pas de changement des habitudes alimentaires depuis 3 semaines.
- Pas d'alcool dans les 72 heures précédentes.
- Absence d'interférence médicamenteuse : diminution du taux de cholestérol avec l'acide ascorbique, la L-thyroxine… et augmentation avec l'aspirine, les diurétiques, les corticoïdes, les antiépileptiques…

Technique de prélèvement :

- Sang veineux avec garrot enlevé rapidement.
- Tube pouvant contenir éventuellement un anticoagulant.

Rendu et interprétation des résultats :

- En cas de résultats anormaux, un 2e dosage de confirmation est nécessaire.
- Expliquer au patient que le taux du « bon » cholestérol (HDL-C) qui « protège les artères » est aussi important que celui du cholestérol total pour la décision thérapeutique.
- Les triglycérides sont associés de manière moins nette au risque vasculaire.

Bilan spécialisé :

- Électrophorèse des lipoprotéines (pour repérer une lipoprotéine anormale).
- Autres marqueurs, notamment la Lp(a).
- Dosage de l'apoprotéine A1 (reflet du taux d'HDL-C) ou de l'apoprotéine B (reflet du taux de LDL-C).

ÉVOLUTION, COMPLICATIONS ET PRONOSTIC

- Principale complication : athérome (dépôts lipidiques dans la paroi des artères ayant pour conséquence une athérosclérose).
- Autres complications : pancréatite (dans les hypertriglycéridémies).

Comprendre – L'athérosclérose

Définition et causes

- Maladie des artères de gros et de moyen calibre, due à une altération de la paroi interne des vaisseaux avec des dépôts de graisses (athérome) entraînant une diminution de calibre et une obstruction.
- Les facteurs favorisants sont le tabac, les hyperlipidémies, l'hypertension artérielle et le diabète.

Épidémiologie

Elle est à l'origine des affections cardiovasculaires qui représentent la principale cause de mortalité en France, soit 1/3 des décès annuels.

Signes et symptômes

Les manifestations cliniques n'apparaissent qu'après des années d'évolution : coronaropathie (angor, infarctus du myocarde), accidents vasculaires cérébraux, artériopathie des membres inférieurs.

Prévention et éducation

La stratégie de prévention vise la réduction des facteurs de risque modifiables : arrêt du tabac, mesures hygiéno-diététiques faisant partie des traitements de l'hypercholestérolémie, de l'hypertension artérielle et du diabète.

À noter : artériosclérose

Terme général pour désigner l'épaississement et la perte d'élasticité de la paroi artérielle. La forme la plus importante est l'athérosclérose qui touche les artères de moyen et de gros calibre.

2. DIFFÉRENTS TYPES D'HYPERLIPIDÉMIES

Les différents types d'hyperlipidémies ci-dessous reprennent les classifications de la p. 187 et sont présentées par ordre de fréquence.

HYPERLIPIDÉMIE DE TYPE IIA OU HYPERCHOLESTÉROLÉMIE PURE

Définition et causes

- Surcharge de l'organisme en cholestérol.
- 2 formes :
  - Héréditaire : transmission autosomique dominante.
  - Forme essentielle sans antécédents familiaux.

Épidémiologie

- Forme familiale hétérozygote : 1 personne sur 500.
- Forme familiale homozygote : 1 personne sur 1 million.
- Forme essentielle : très fréquente.

Signes et symptômes

- Dans la plupart des cas : tableau clinique souvent pauvre se limitant à un arc cornéen et des xanthélasmas.
- En cas de taux de cholestérol très élevés (notamment dans la forme homozygote) : apparition précoce de signes en rapport avec des dépôts de cholestérol dans les tissus (voir ci-dessus).

Investigations

- Cholestérol total augmenté : entre 2,60 et 4,50 g/L (dans les formes homozygotes jusqu'à 15 g/L).
- LDL-C augmenté.
- HDL-C normal.
- Triglycérides normaux.

Évolution, complications et pronostic

Risque d'athérome majeur avec des accidents coronariens et des accidents vasculaires ischémiques cérébraux qui peuvent se manifester très jeune (avant 20 ans) dans les formes les plus sévères.

Traitement

- Détection et traitement les plus précoces possibles dans les formes familiales permettant de diminuer le nombre des complications liées à l'athérome.
- Première étape du traitement = régime adapté et éducation diététique du patient : diminution de la viande rouge, la charcuterie, des abats, du fromage, des œufs, du beurre au profit du poisson, de la viande blanche, des légumes et des huiles végétales.
- Médicaments utilisés : résines échangeuses d'ion (Questran®), fibrates et statines.

HYPERLIPIDÉMIE DE TYPE IV OU HYPERTRIGLYCÉRIDÉMIE ENDOGÈNE

Définition et causes

- Hypertriglycéridémie pure.
- 2 formes :
  - Forme mineure : dépendante de la consommation d'alcool et/ou de glucides (résistance à l'insuline).
  - Forme majeure : origine familiale, de transmission autosomique dominante.

Épidémiologie

- Forme mineure : 1 % de la population (25 % des hyperlipidémies).
- Forme majeure rare.

Signes et symptômes

- Forme mineure : peu de symptômes (troubles digestifs, asthénie, somnolence post-prandiale), surcharge pondérale fréquente.
- Forme majeure :
  - Troubles digestifs : douleurs abdominales, nausées, asthénie.

- Hépatomégalie (due à l'accumulation de graisse dans le foie = stéatose) +/– splénomégalie.
- Xanthomes éruptifs : petites vésicules jaune vif, indolores, au niveau du thorax, des flancs, des genoux, des coudes et des fesses.

Investigations

- Triglycérides (VLDL) : élevés (entre 1,5 et 10 g/L ; dans la forme majeure jusqu'à 100 g/L donnant au sérum un aspect lactescent typique).
- Cholestérol total : normal ou légèrement élevé.
- LDL-C : normal.
- HDL-C : abaissé.

Évolution, complications et pronostic

En cas de taux très élevés de triglycérides (< 10 g/L) : risque de pancréatite aiguë.

Traitement

- Régime seul (notamment sevrage alcoolique) efficace dans 8 cas sur 10.
- Si insuffisant : traitement avec des médicaments de la classe des fibrates.

HYPERLIPIDÉMIE DE TYPE IIB OU HYPERLIPIDÉMIE MIXTE

Définition et causes

- Association d'une hyperlipidémie de type IIa (hypercholestérolémie) et d'une hyperlipidémie de type IV (hypertriglycéridémie).
- Le plus souvent héréditaire, de transmission autosomique dominante.

Épidémiologie

Affection fréquente : 1 personne sur 200.

Signes et symptômes

Se démasque le plus souvent après 25 ans sous la forme de complications liés à l'athérome :

- Coronaropathie.
- Atteinte des artères carotides et vertébrales avec risque d'accident vasculaire cérébral.
- Artérite des membres inférieurs.

Investigations

- Biologie :
  - Cholestérol : élevé (entre 2,6 0 et 4 g/L).
  - Triglycérides : élevés (entre 1,50 et 5 g/L).
  - HDL-C : abaissé.
- Bilan vasculaire :
  - ECG de repos et d'effort.
  - Écho-Doppler des vaisseaux du cou et des membres inférieurs.

Évolution, complications et pronostic

Principal risque : athérome = hyperlipidémie la plus athérogène.

Traitement

- Éducation diététique.
- Médicaments hypolipémiants : fibrates, statines.

HYPERLIPIDÉMIE DE TYPE III OU DYSBÊTALIPOPROTÉINÉMIE

- Anomalie du métabolisme des lipides, héréditaire de transmission autosomique dominante, caractérisée par la présence d'une lipoprotéine anormale.
- Affection rare : 1 à 2 personnes sur 10 000.
- Les signes cliniques sont en rapport avec des dépôts de cholestérol dans les tissus (voir ci-dessus).
- Électrophorèse des protéines : mise en évidence de la protéine anormale.
- Complications : athérome précoce, à l'origine de complications survenant vers la quarantaine (infarctus, accident vasculaire cérébral…).
- Traitement :
  - Diététique : diminution de l'obésité, de la consommation d'alcool et d'hydrates de carbone, augmentation de la consommation de graisses insaturées par rapport aux saturées.
  - Médicaments hypolipémiants.

HYPERLIPIDÉMIE DE TYPE I OU HYPERCHYLOMICRONÉMIE OU HYPERTRIGLYCÉRIDÉMIE EXOGÈNE

- Hyperlipidémie héréditaire, de transmission autosomique récessive.
- Due à un déficit enzymatique qui entraîne une accumulation de chylomicrons (triglycérides en suspension dans le sang).
- Exceptionnelle : 1 cas sur 1 million. La principale complication est la pancréatite.
- Traitement :
  - Régime très restrictif en graisse.
  - Utilisation de triglycérides à chaînes moyennes (Liprocil®).

HYPERLIPIDÉMIE DE TYPE V OU HYPERTRIGLYCÉRIDÉMIE DE TYPE V

Forme très rare d'hypertriglycéridémie qui regroupe les caractéristiques des hyperlipidémies de type I et de type IV.

3. THÉRAPEUTIQUE

Remarque préalable : les formes familiales doivent être diagnostiquées et traitées précocement pour limiter les complications.

Facteurs de risque devant être pris en compte en dehors du taux de LDL-cholestérol

- *Âge* :
  - Homme de 45 ans ou plus.
  - Femme de 55 ans ou plus ou ménopausée (suivant ou non un traitement hormonal substitutif).
- *Antécédents familiaux de maladie coronaire précoce* :
  - Infarctus du myocarde ou mort subite avant l'âge de 55 ans chez le père ou chez un parent du premier degré de sexe masculin.
  - Infarctus du myocarde ou mort subite chez la mère avant l'âge de 65 ans ou chez un parent du premier degré de sexe féminin.
- *Tabagisme actuel.*
- *Hypertension artérielle permanente.*
- *Diabète sucré.*
- *Obésité* avec un index de masse corporelle (IMC) $\geqslant$ 30 kg/m^2 ou obésité abdominale (androïde) définie par une circonférence abdominale $\geqslant$ 90 cm chez la femme et $\geqslant$ 100 cm chez l'homme.
- *HDL-cholestérol* < 0,35 g/L (0,9 mmol/L) quel que soit le sexe.
- **Facteur protecteur** : HDL-cholestérol $\geqslant$ 0,60 g/L (1,5 mmol/L).

Seuils d'intervention thérapeutique selon les valeurs de LDL-cholestérol

Objectif : obtenir des valeurs de LDL-cholestérol inférieures aux valeurs seuils d'intervention.

Intervention diététique :

- Nécessaire dès que le taux de LDL-cholestérol dépasse les taux suivants chez les personnes ayant plus de deux facteurs de risque ou ayant une maladie coronaire :
  - 1,60 g/L (4,1 mmol/L).
  - 1,30 g/L (3,4 mmol/L).

Intervention médicamenteuse :

Tableau 10.4 : Seuils des taux de LDL-cholestérol nécessitant un traitement médicamenteux.

	LDL-cholestérol	
Prévention primaire :	g/L	mmol/L
- Sujets sans autre facteur de risque	> 2,20	(5,7)
- Sujets ayant un autre facteur de risque	> 1,90	(4,9)
- Sujets ayant 2 autres facteurs de risque	> 1,60	(4,1)
- Sujets ayants + de 2 facteurs de risque	> 1,30	(3,4)
Prévention secondaire :		
- Sujets ayant une maladie coronaire	> 1,30	(3,4)

Prise en charge thérapeutique du patient hyperlipidémique (arbre décisionnel)

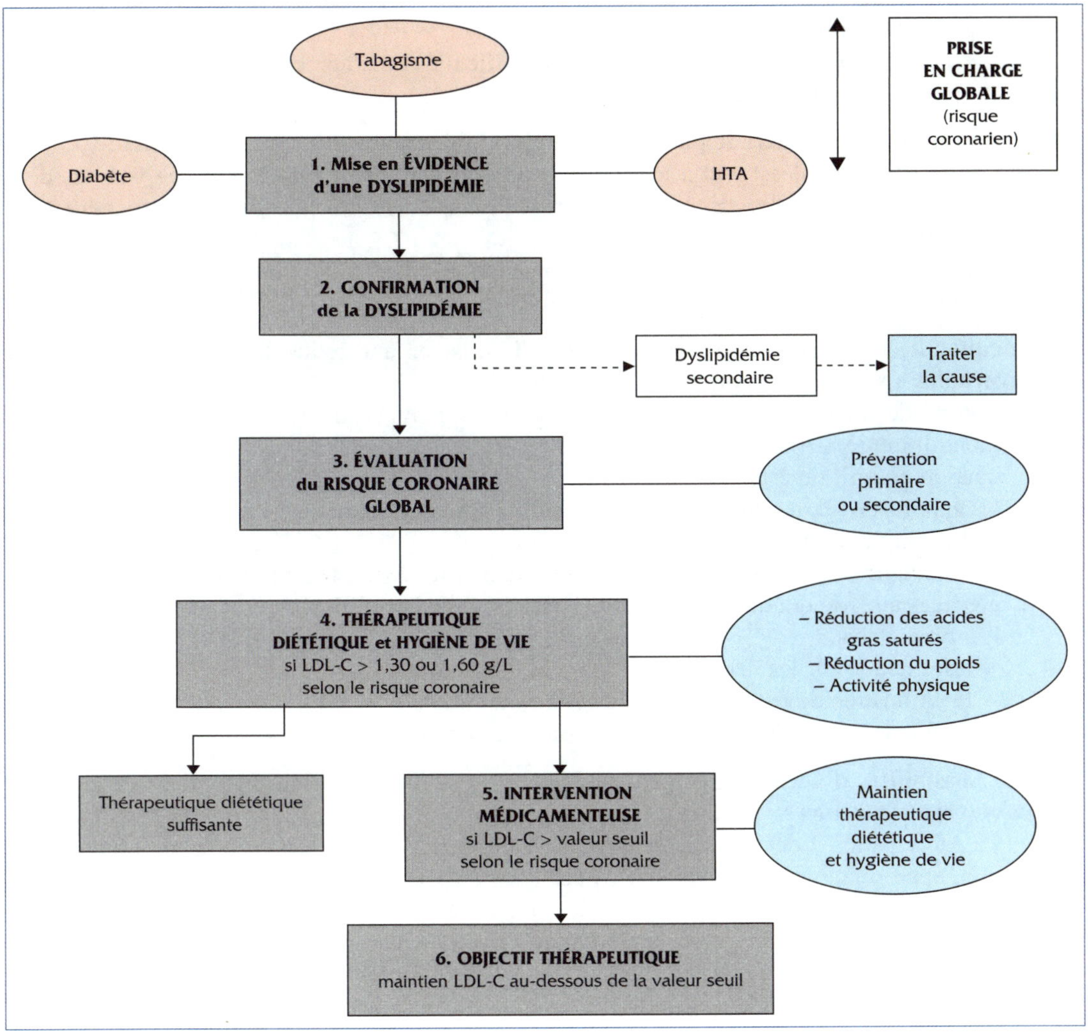

Soins – Accompagner le patient dans la modification de ses comportements alimentaires

S'entretenir avec le patient en vue d'établir son diagnostic éducatif :

- Explorer son environnement, son mode de vie (activités, loisirs…), ses contraintes socio-professionnelles (stress, mode d'alimentation…), le soutien de son entourage (isolé, vie familiale, sociale…).
- Apprécier ses connaissances antérieures sur son hyperlipidémie, ses traitements éventuels, ses facteurs de risques associés (excès de poids, diabète sucré, HTA, sédentarité, antécédents familiaux, tabagisme), son état de santé.

- Identifier son ressenti, son vécu vis-à-vis de sa maladie, de ses traitements, des modifications à apporter dans ses habitudes de vie : perception d'utilité, croyance en sa capacité d'action (modification de ses facteurs de risques)...
- Identifier ses potentialités et ses sources de difficultés pour apprendre, comprendre, transformer ses habitudes, motiver son entourage.

■ **Élaborer et négocier avec le patient son projet d'éducation en terme d'objectifs :**
- Centré sur ce qu'il est prêt à mettre en œuvre en vue d'agir sur ses propres facteurs de risque, précisant les moyens que lui-même et l'équipe mettront en œuvre pour atteindre ses objectifs.
- Intégrant ses priorités à court, moyen, long terme : tout n'est pas modifiable en même temps, certains contextes sont plus favorables que d'autres.

■ **Faciliter, accompagner la compréhension et la mise en œuvre de changements durables favorables à son état de santé** qui portent sur :
- Son mode d'alimentation : privilégier les huiles polyinsaturées (huile de tournesol) et mono-insaturées (huile d'olive), le poisson, les viandes maigres (volaille), les modes de cuisson au grill ou à la vapeur, augmenter la consommation de fruits et légumes, réduire les apports en sel, les charcuteries, les produits laitiers gras, réduire l'apport de cholestérol alimentaire (œufs)...
- Son mode de vie (réduire son stress et sa sédentarité) : introduction d'activités physiques adaptées à sa vie quotidienne (types d'activités, fréquences, durées).
- L'arrêt du tabac :
  - Information sur les risques.
  - Identification de la motivation : bénéfices/risques.
  - Évaluation de sa dépendance et des stratégies possibles.

■ Les **possibilités d'accompagnement pédagogique et d'implication du patient et de son entourage** sont variées :
- La participation à des séances de groupe : échanges d'expériences, soutien de la motivation, appropriation des connaissances par des mises en situation adaptées au contexte de vie socioprofessionnelle (repas quotidiens, repas de fêtes, négociation/choix d'un menu au restaurant, cantine...), l'expérimentation de nouvelles recettes...
- La tenue d'un carnet de suivi : journal alimentaire, journal d'activités physiques, chiffres tensionnels, bilans lipidiques, glycémies... qui sera analysé et interprété par le patient avec l'aide de l'équipe éducative.
- Les consultations individuelles et familiales.

■ S'assurer dans le temps, par un **suivi éducatif**, de l'atteinte des objectifs, du maintien des compétences acquises, des nouveaux besoins et des ajustements à réaliser.

■ Cet accompagnement relève d'un **travail d'équipe** offrant au patient la mise en commun durable et répétée de compétences : médicales, psychologiques, diététiques, infirmières.

Consulter en complément les chapitres sur l'obésité, le diabète ainsi que le fascicule Cardiologie pour la spécificité des démarches éducatives quand le patient présente plusieurs facteurs de risques.

Informations pharmacologiques – Les hypolipémiants

Statines ou inhibiteurs de la HMG CoA réductase

Propriétés – Mécanismes d'action
Action par blocage de la biosynthèse du cholestérol en inhibant l'HMG-CoA réductase qui agit à ce niveau.

Contre-indications
- Insuffisance hépatique ou élévation persistante des transaminases.
- Insuffisance rénale sévère (pour pravastatine et fluvastatine).
- Association avec les antiviraux et les antifongiques imidazolés (association déconseillée avec les fibrates).
- Grossesse et allaitement.

Effets secondaires
- Troubles digestifs : constipation, nausées, douleurs abdominales, flatulences, diarrhée.
- Rares : céphalées, asthénie, réactions cutanées allergiques, douleurs musculaires, tendinites, fourmillements des extrémités.
- Exceptionnellement : rhabdomyolyse (destruction des cellules musculaires avec élévation des CPK).

Surveillance
- Transaminases : 4 à 6 semaines après le début du traitement, puis tous les 3 mois pendant 1 an, puis régulièrement → arrêt en cas d'élévation à plus de 3 fois les valeurs normales.
- CPK : en cas de douleur ou de faiblesse musculaire.
- Bilan lipidique : après 1 à 2 mois puis régulier.
- Examen ophtalmologique préalable puis tous les ans.

Conseils pratiques : toujours en association avec un régime adapté et assidu. S'assurer de l'adhésion au traitement (régularité de la prise médicamenteuse et suivi du régime) en cas d'objectif biologique non atteint.

Produits disponibles (exemples) : atorvastatine (Tahor®), fluvastatine (Fractal®, Lescol®), pravastatine (Elisor®, Vasten®), simvastatine (Lodales®, Zocor®).

Fibrates

Propriétés – Mécanismes d'action
Action à la fois sur la synthèse du cholestérol (inhibition de l'HMG-CoA réductase) et des triglycérides.

Contre-indications
- Insuffisance rénale ou hépatique sévère.
- Lithiase biliaire.
- Grossesse et allaitement.
- Association déconseillée avec les statines.

Effets secondaires
- Impuissance.
- Troubles digestifs : nausées et diarrhée.
- Élévation des transaminases, lithiase biliaire.
- Réactions cutanées allergiques.
- Atteinte musculaire (rhabdomyolyse), notamment en cas d'insuffisance rénale.

Surveillance
- Créatininémie et transaminases tous les 2 à 3 mois pendant 1 an puis régulièrement → arrêt du traitement si augmentation des transaminases à plus de 100 UI/L.
- Bilan lipidique après 3 à 6 mois puis régulièrement.
- Recherche périodique de lithiase biliaire.

Produits disponibles (exemples) : fénobibrate (Lipanthyl®, Sécalip®), ciprofibrate (Lipanor®), gemfibrozil (Lipur®).

Autres :

Colestyramine (Questran®) : contre-indiqué en cas d'obstruction des voies biliaires. Entraîne une constipation fréquente. Respecter un intervalle d'au moins 2 heures avec la prise d'autres médicaments, notamment les AVK et les contraceptifs oraux.

Acides gras polyinsaturés extraits de chair de poisson (Maxépa®) : la seule contre-indication est une éventuelle allergie à l'un des constituants. Effets secondaires : nausées, éructations.

Benfluorex (Médiator®) : contre-indiqué en cas de pancréatite chronique. Effets secondaires : troubles digestifs. Simple complément au régime chez les patients ne justifiant pas d'un traitement hypolipémiant.

Alpha-tocophérol ou vitamine E (Tocolion®, Tocopa®) : aucune contre-indication. Simple complément au régime chez les patients ne justifiant pas d'un traitement hypolipémiant.

Auto-évaluation : Vrai ou Faux

1. Le meilleur indicateur de gravité d'une hyperlipidémie est l'élévation du taux plasmatique de LDL-cholestérol.
2. La gravité d'une hyperlipidémie est liée à la présence de facteurs favorisants l'athérosclérose.
3. La ménopause est un facteur de risque d'hyperlipidémie.
4. Certaines hyperlipidémies sont héréditaires.
5. Le bilan lipidique se réalise après un jeûne de 8 heures.
6. La prise en charge thérapeutique du patient hyperlipidémique repose d'abord sur la prescription d'hypolipémiants.

Réponses

1. **Vrai** : car il favorise le développement de l'athérome : dépôt de graisses qui réduit le calibre des vaisseaux sanguins artériels et finit par les obstruer.
2. **Vrai** : parmi ces facteurs de risque on retrouve le diabète, l'HTA et le tabagisme.
3. **Vrai** : les modifications hormonales (carence en œstrogènes) entraînent une augmentation du cholestérol (élévation du LDL-C et baisse du HDL-C), notamment chez certaines femmes génétiquement prédisposées.
4. **Vrai** : l'hérédité peut être en cause, c'est la raison pour laquelle les antécédents familiaux sont importants à recueillir.
5. **Faux** : le bilan lipidique se réalise après un jeûne de 12 heures et l'absence de consommation d'alcool depuis 72 heures.
6. **Faux** : elle repose d'abord sur la prescription de mesures hygiéno-diététiques ; les traitements médicamenteux ne sont prescrits qu'en cas d'échec de ces premières mesures : réduction du poids, réduction de la consommation d'acides gras, augmentation de l'activité physique.

ANNEXE

Les précautions « standards » à respecter lors de soins à tout patient.

	Recommandations
Lavage et/ou désinfection des mains	• Après le retrait des gants, entre deux patients, deux activités • Des fiches techniques doivent décrire la technique à utiliser dans chaque cas
Port de gants **Les gants doivent être changés entre deux patients, deux activités**	• Si risque de contact avec du sang, ou tout autre produit d'origine humaine, les muqueuses ou la peau lésée du patient, notamment à l'occasion de soins à risque de piqûre (hémoculture, pose et dépose de voie veineuse, chambres implantables, prélèvements sanguins...) et lors de la manipulation de tubes de prélèvements biologiques, linge et matériel souillés... ET • Lors de tout soin, lorsque que les mains du soignant comportent des lésions
Port de surblouses, lunettes, masques	Si les soins ou manipulations exposent à un risque de projection ou d'aérosolisation de sang, ou tout autre produit d'origine humaine (aspiration, endoscopie, actes opératoires, autopsie, manipulation de matériel et linge souillés...)
Matériel souillé	• Matériel piquant/tranchant à usage unique : ne pas recapuchonner les aiguilles, ne pas les désadapter à la main, déposer immédiatement après usage sans manipulation ce matériel dans un conteneur adapté, situé au plus près du soin, et dont le niveau maximal de remplissage est vérifié • Matériel réutilisable : manipuler avec précautions le matériel souillé par du sang ou tout autre produit d'origine humaine • Vérifier que le matériel a subi un procédé d'entretien (stérilisation ou désinfection) approprié avant d'être réutilisé*
Surfaces souillées	Nettoyer et désinfecter avec un désinfectant approprié les surfaces souillées par des projections ou aérosolisation de sang, ou tout autre produit d'origine humaine
Transport de prélèvements biologiques, de linge et de matériels souillés	Les prélèvements biologiques, le linge et instruments souillés par du sang ou tout autre produit d'origine humaine doivent être transportés dans un emballage étanche, fermé
Si contact avec du sang ou liquide biologique**	• Après piqûre, blessure : lavage et antisepsie au niveau de la plaie • Après projection sur muqueuse (conjonctive) : rinçage abondant

* L'évaluation du risque de transmission de la maladie de Creutzfeldt-Jakob conduit à mettre en œuvre les mesures indiquées dans la circulaire n° 100 du 11 décembre 1995 relative aux précautions à observer pour la prévention de la transmission de la maladie de Creutzfeldt-Jakob.

** Circulaire DGS/DH/DRT/DSS n° 98-228 du 9 avril 1998 relative aux recommandations de mise en œuvre d'un traitement anti-rétroviral après exposition au risque de transmission du VIH.

INDEX

A

B

C

D

R

S

T

V

X